Série Guias de Bolso em Ginecologia e Obstetrícia

# GUIA DE BOLSO
# INFERTILIDADE CONJUGAL

### Série Guias de Bolso em Ginecologia e Obstetrícia

A Gravidez de Alto Risco
Guia de Bolso de Ginecologia
Guia de Bolso de Infertilidade Conjugal
Guia de Bolso de Mastologia
Manual Básico de Obstetrícia
Manual de Protocolos em Medicina Fetal
Urgências em Ginecologia e Obstetrícia

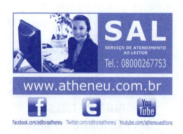

**SÉRIE GUIAS DE BOLSO EM GINECOLOGIA E OBSTETRÍCIA**
Editor da Série: Antonio Carlos Vieira Cabral

# GUIA DE BOLSO INFERTILIDADE CONJUGAL

### Selmo Geber
*Professor Livre-docente, Associado do Departamento de Ginecologia e Obstetrícia da Faculdade de Medicina da Universidade Federal de Minas Gerais – UFMG; Pesquisador do CNPq; Diretor Regional da Rede Latinoamericana de Reprodução Assistida; Clínica ORIGEN*

### Marcello Valle
*Fellow do Hospital Antoine Beclere (Paris); Especialista em Reprodução Humana pela Universidade de Paris; Médico visitante da Universidade Livre de Bruxelas; Médico da Universidade Federal do Rio de Janeiro; Diretor da Clínica ORIGEN*

### Rodrigo Hurtado
*Mestre em Ginecologia e Obstetrícia pela Universidade Federal de Minas Gerais – UFMG; Doutorando em Ginecologia e Obstetrícia pela UFMG; Médico da Clínica ORIGEN*

### Marcos Sampaio
*Doutor em Medicina Reprodutiva pela Universidade de Valencia – Espanha; Pós-doutorado em Reprodução Humana pela Universidade Monash – Austrália; Diretor da Clínica ORIGEN*

 Atheneu

Editora Atheneu

| | |
|---|---|
| São Paulo – | Rua Jesuíno Pascoal, 30<br>Tels.: (11) 2858-8750<br>Fax: (11) 2858-8766<br>E-mail: atheneu@atheneu.com.br |
| Rio de Janeiro – | Rua Bambina, 74<br>Tel.: (21) 3094-1295<br>Fax: (21) 3094-1284<br>E-mail: atheneu@atheneu.com.br |
| Belo Horizonte – Rua Domingos Vieira, 319 – Conj. 1.104 | |

*Produção Editorial: Equipe Atheneu*
*Produção Gráfica: MWS Design*

Dados Internacionais de Catalogação na Publicação (CIP)
(Câmara Brasileira do Livro, SP, Brasil)

Guia de bolso infertilidade conjugal / Selmo
Geber...[et al.]. -- São Paulo : Editora Atheneu,
2013. -- (Série guias de bolso em ginecologia e
obstetrícia)

Outros autores: Marcello Valle, Rodrigo
Hurtado, Marcos Sampaio
Bibliografia.
ISBN 978-85-388-0420-8

1. Casais - Relações interpessoais 2. Gravidez -
Obras de divulgação 3. Infertilidade feminina
4. Infertilidade masculina I. Geber, Selmo.
II. Valle, Marcello. III. Hurtado, Rodrigo.
IV. Sampaio, Marcos. V. Série.

13-09290
CDD-616.692
NLM-WP 570

Índices para catálogo sistemático:
1. Ginecologia 618.1

GEBER S; VALLE M; HURTADO R; SAMPAIO M
Guia de Bolso Infertilidade Conjugal – Série Guias de Bolso em Ginecologia e Obstetrícia.

©Direitos reservados à EDITORA ATHENEU – São Paulo, Rio de Janeiro, Belo Horizonte, 2014.

# Colaboradores

### Juliana Magalhães de Faria
*Psicóloga Clínica, com experiência e área de atuação em Reprodução Assistida.*

### Matheus Roque
*Médico Urologista; Mestrado em Reprodução Assistida pela Universidade Autônoma de Barcelona da Rede Latinoamericana de Reprodução Assistida.*

### Melissa Cavagnoli
*Médica Ginecologista.*

### Monique Ubaldo
*Médica Ginecologista.*

### Ricardo Leão Parreiras
*Médico Ginecologista; Título de Reprodução Assistida pela Rede Latinoamericana de Reprodução Assistida; Coordenador do Santa Fértil – Centro de Reprodução Assistida.*

# Apresentação da Série

No ano de 2011 a Faculdade de Medicina da Universidade Federal de Minas Gerais completou 100 anos de fundação. O Departamento de Ginecologia e Obstetrícia desta Instituição propôs à Editora Atheneu a publicação de uma série de manuais abordando os principais temas da especialidade como uma maneira de marcar esta importante data.

Os professores responsáveis pelos diversos serviços que compõem atualmente o Departamento de Ginecologia e Obstetrícia foram chamados para este desafio acadêmico e a série está sendo elaborada e publicada a cada momento com os novos volumes que pretendem compor importante acervo para estudo e que pretende ao mesmo tempo homenagear a centenária Instituição de Ensino. Esta série de publicações oferece aos inúmeros egressos desta Faculdade de Medicina a oportunidade do reencontro com os antigos mestres.

A série está composta pelos manuais de Obstetrícia, Ginecologia, Mastologia, Urgências em Ginecologia e Obstetrícia, Uroginecologia, Medicina Fetal, Oncologia Ginecológica e Reprodução Assistida. Muitos desses títulos já se encontram disponíveis, enquanto outros estão próximos de serem apresentados à comunidade acadêmica.

A minha satisfação pessoal é muito grande de poder participar deste processo de difusão do conhecimento acumulado dentro do nosso Departamento de Ginecologia e Obstetrícia por estes longos anos de atuação. A parceria com a Editora Atheneu neste projeto é uma homenagem a todos docentes que atuaram no ensino e na pesquisa da Saúde da Mulher ao longo desta trajetória de formação de médicos e de cidadãos desde o ano de 1911. Espero que esta singela contribuição acadêmica esteja à altura dos nossos antigos e atuais mestres da Ginecologia e Obstetrícia mineira e brasileira.

*Antonio Carlos Vieira Cabral*
*Professor Titular de Ginecologia e*
*Obstetrícia da Faculdade de Medicina da UFMG*

# Prefácio

Nos últimos anos, inúmeros estudos sobre infertilidade conjugal e fisiologia reprodutiva são publicados. Em paralelo a isso, diversos avanços vêm sendo obtidos. Por esse motivo, idealizamos este guia de bolso, com o objetivo de oferecer, aos residentes de ginecologia, ginecologistas e clínicos, uma obra para consulta rápida e atualizada.

A infertilidade conjugal é considerada problema de saúde pública, devido ao impacto causado nos casais, atingindo 15% da população. Recentemente, foi considerada uma doença do aparelho reprodutor pela Organização Mundial de Saúde.

A orientação adequada e o tratamento precoce podem levar a uma maior divulgação da importância da doença, permitindo um maior alcance ao tratamento e, consequentemente, mais sucesso nos resultados.

Esta obra é o resultado de mais de 20 anos de experiência nacional e internacional, com o diagnóstico e tratamento da infertilidade conjugal.

*Selmo Geber*

# Sumário

Capítulo 1
**Epidemiologia e Definições, 1**
 Rodrigo Hurtado
 Marcos Sampaio
 Selmo Geber

Capítulo 2
**Foliculogênese e Estereoidogênese, 11**
 Selmo Geber
 Marcos Sampaio

Capítulo 3
**Propedêutica Básica em Infertilidade, 33**
 Selmo Geber
 Ricardo Leão Parreiras

Capítulo 4
**Infertilidade por Fator Masculino, 53**
 Marcos Sampaio
 Matheus Roque
 Selmo Geber

Capítulo 5
**Fator Uterino, 83**
 Rodrigo Hurtado
 Selmo Geber

Capítulo 6
**Fator Tubáreo, 95**
 Rodrigo Hurtado
 Selmo Geber

Capítulo 7
## Endometriose, 103
Selmo Geber
Marcos Sampaio

Capítulo 8
## Anovulação Crônica e Síndrome dos Ovários Policistícos, 115
Selmo Geber
Marcos Sampaio

Capítulo 9
## Indução da Ovulação, 129
Selmo Geber
Marcos Sampaio

Capítulo 10
## Hiperprolactinemia, 143
Marcello Valle
Monique Ubaldo

Capítulo 11
## Perda Gestacional de Repetição, 159
Rodrigo Hurtado
Marcos Sampaio
Selmo Geber

Capítulo 12
## Infertilidade sem Causa Aparente, 173
Marcello Valle
Melissa Cavagnoli

Capítulo 13
## Aspectos Emocionais do Casal sem Filhos – Reprodução Assistida, 181
Juliana Magalhães de Faria

## Índice Remissivo, 199

# Capítulo 1

# Epidemiologia e Definições

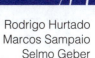

Rodrigo Hurtado
Marcos Sampaio
Selmo Geber

A queixa de atraso em conceber uma gravidez ocorre em 9% a 15% dos casais em todo o mundo. Estudos sugerem que esses números correspondem a apenas metade do número total de casais que é surpreendido por uma dificuldade em alcançar a gravidez. Felizmente, o preconceito com o diagnóstico de infertilidade, e a consequente demora em se buscar atendimento médico especializado, vem se reduzindo ao longo dos anos devido ao crescente aumento de informação disponível na mídia sobre tecnologias de reprodução assistida.

Sabe-se que a taxa cumulativa de gravidez em um ano varia com a idade feminina, alcançando 85% para mulheres de até 25 anos. Se considerarmos a idade até 35 anos, o período necessário para alcançar 85% de gravidez passa a ser de dois anos. A taxa de fecundabilidade na raça humana é de 25% ao mês o que quer dizer que de 100 casais que interrompem métodos contraceptivos, apenas 25 estarão grávidos ao fim de um mês. Pensando assim, calcula-se que no segundo mês de coito desprotegido 18,75 novos casais estarão grávidos e no terceiro mês mais 14. Na verdade, a taxa cumulativa de gravidez não obedece este padrão pré-definido. Casais de maior fertilidade engravidarão nos primeiros meses de tentativa além de que alguns dos casais que falharam em engravidar após alguns meses, podem desistir temporariamente por razões pessoais, financeiras ou profissionais de forma que, ao passar do tempo, as chances de um casal conseguir alcançar seu objetivo é progressivamente menor. Em resumo, a taxa cumulativa de gravidez não é constante, nem previsível, e, se ela obedece algum padrão, este é decrescente. Estima-se que o número de casais que desistem de engravidar durante o período de dois anos seja igual ao número de casais que permanece tentando. Este fato dificulta a tarefa de informação pelo médico especialista com relação ao prognóstico reprodutivo do casal.

Outro dado estatístico muito importante para a Reprodução Humana é a taxa cumulativa de nascidos vivos já que a proporção de abortamentos e complicações obstétricas também aumenta com a idade feminina, iniciando com 15% abaixo dos 35 anos e chegando a 40% aos 40 anos. Quando os pacientes perguntam sobre suas chances de gravidez, na realidade a resposta que eles esperam ouvir é sua taxa cumulativa de nascidos vivos, portanto é extremamente importante informar também a respeito das perdas gestacionais.

Se falarmos de tratamento para promoção de gravidez, os números são ainda mais desafiadores para serem analisados. Um número grande de pacientes (aproximadamente 50%) abandona o tratamento proposto após os primeiros resultados desfavoráveis por acreditar que todas as alternativas foram esgotadas. Outro número significativo é o de pacientes que migra para outro serviço se submetendo a variáveis diferentes como fármacos, experiência da equipe médica e qualidade de laboratório. Essa política de "mercado aberto" no campo da Reprodução Humana permite que estatísticas de avaliação de resultado sejam de difícil interpretação uma vez que os grupos de pacientes são variáveis e intercambiáveis.

# DEFINIÇÃO

A infertilidade é definida como a ausência de gravidez após dois anos de coito desprotegido com, pelo menos, seis relações sexuais ao mês. Indica-se uma investigação formal para eventuais causas de infertilidade depois de decorrido este período. Quando a idade feminina ultrapassa os 35 anos, a propedêutica pode ser iniciada mais precocemente, após 6 meses de tentativa. Se um casal sinaliza um sentimento de insatisfação com a indicação precoce da investigação clínica, especialmente se a justificativa para isso é a idade feminina, cabe ao especialista lembrar que é muito provável que o casal deseje ter mais de um filho e o tempo necessário para realização de mais de um tratamento com sucesso é de alguns anos, o que justifica o início "apressado" dos exames e/ou tratamentos.

Se existe um quadro de anovulação crônica, deve-se ajustar o período para aquele necessário para o casal obter 12-13 ovulações de acordo com o padrão do ciclo, de forma individualizada. É claro que a mulher que ovula 4 ou 5 vezes em um ano demorará mais tempo para acumular as chances de gravidez em relação àquela mulher que ovula regularmente em ciclos de 28 dias. Deve-se, também, considerar que em ciclos anovulatórios frequentemente são disponibilizados óvulos com maturidade subótima o que atrasa ainda mais a concepção. Nestes casos, não é prudente atrasar a propedêutica em um ano já que o perfil hormonal das pacientes por si só demanda algum tipo de tratamento para promoção de ovulação. Outras situações que indicam início mais precoce de propedêutica são os casos em que a história pregressa do casal é positiva para fatores de risco tubáreos (doença inflamatória pélvica, apendicite aguda, endometriose, cirurgia pélvica ou uterina) ou masculinos (criptorquidia, orquite, cirurgia genital).

## Infertilidade e idade

O especialista deve sempre considerar a idade feminina como um marcador de prognóstico procurando ajudar o casal a entender que o "envelhecimento" reprodutivo tem correlação direta com a perda de número e de qualidade oocitários que acontecem de forma contínua. Essas perdas afetam não apenas as chances de gravidez como também a taxa de malformações e abortamentos devido às alterações cromossômicas que aumentam com o passar dos anos.

A perda numérica de células reprodutivas pela mulher começa muito cedo ainda na vida intraútero. Com 16 a 20 semanas de gestação existem aproximadamente 6 a 7 milhões de ovogônias nos ovários dos fetos femininos que iniciam um processo de apoptose programado geneticamente resultando em um número aproximado de 1,5 milhões de ovócitos ao nascimento e 300-500.000 na menarca. Durante a sua vida reprodutiva, uma mulher tem cerca de 300-500 ciclos ovulatórios o que nos permite calcular que a cada mês em que um oócito é liberado pelo ovário outros 999 entram em atresia durante as fases finais de foliculogênese. Na menopausa menos de 1000 óvulos estão presentes nos ovários, o que acontece em média aos 51 anos de idade. A depleção folicular sofre uma aceleração a partir dos 37 a 38 anos e a menopausa ocorre aproximadamente 13 anos após este fenômeno.

Já a qualidade oocitária é prejudicada pela elevação da incidência de aneuploidias que ocorre com a idade. As falhas de disjunção da meiose II e, principalmente, as separações prematuras de cromátides irmãs na meiose I são as causas mais estudadas para a existência destas aneuploidias. Os oócitos de mulheres mais velhas apresentam deficiência de coesina (enzima responsável pela coesão das cromátides irmãs durante a segregação cromossômica da meiose) resultando em deteriorização do pareamento das cromátides. Além disso, estes oócitos apresentam também problemas na matriz de formação dos microtúbulos que compõem o fuso cromático resultando em falhas de disjunção durante a meiose II, em particular dos cromossomos menores (mais leves).

# EPIDEMIOLOGIA

A incidência mundial de infertilidade não difere entre países desenvolvidos e países em desenvolvimento variando de 3,5% a 16,7% (média de 9%). Aproximadamente 56% destes indivíduos (40 milhões de casais) procurarão ajuda médica e destes, apenas 22% terão acesso ao tratamento necessário.

O número de mulheres sem filhos no Reino Unido que atingem a idade de 35 anos subiu de 13% em 1948 para 69% em 1979 e a idade média com que as mulheres têm seu primeiro filho subiu de 24 anos em 1971 para 30 anos em 2003. A média atual de idade da mulher para o nascimento do primeiro filho em países ocidentais é de 29,5 anos. Nos Estados Unidos mais de 50% das mulheres que procuram atendimento especializado em infertilidade tem mais de 35 anos. Esses dados evidenciam clara tendência da sociedade moderna em atrasar ou mesmo dispensar a procriação em detrimento a outras prioridades sociais e/ou profissionais.

O primeiro censo realizado nos Estados Unidos em 1790 revelou uma taxa de nascimento de 55 crianças por 1.000 pessoas. Em 2001 essa taxa havia reduzido para 14,1 crianças por 1.000 pessoas, o que corresponde a uma redução de 75%. A taxa de fertilidade da população (número de nascimentos por 1.000 mulheres entre 15 e 44 anos) diminui de 70,9 em 1990 para 65,3 em 2001, com redução de 8%. Se compararmos com a taxa de 1970, percebemos diminuição de 25% e com os dados de 1950, 40% de diminuição.

Essa diminuição da fertilidade da população não significa aumento da infertilidade, na verdade, é o fenômeno sociológico conhecido como "A Segunda Onda de Transição Demográfica" caracterizada por alterações do modo de vida da população como:

- Aumento do interesse entre as mulheres por educação avançada e investimento na carreira profissional. Em 1970 apenas 8,2% das mulheres de 25 anos ou mais haviam completado quatro anos de ensino superior enquanto em 2001 esse número triplicou para 24,3%. A partir de 1979 o número de mulheres na faculdade já era maior que o número de homens;

- Casamento mais tardio e aumento do número de divórcios (o número de casamentos por 1.000 mulheres solteiras de 15 a 44 anos diminuiu em 50% desde 1947 e a probabilidade de uma mulher solteira se casar piora com a idade sendo de 84% aos 25 anos e de 41% aos 40 anos). O número de divórcios por 1.000 mulheres casadas entre 15 e

44 anos aumentou de 20 em 1940 para 40 em 1980. Hoje de cada dois casamentos, um termina em divórcio.

Os resultados demográficos mais evidentes destas alterações comportamentais são:

- Atraso do desejo de gravidez e da idade de concepção. A média de idade da mulher no nascimento do primeiro filho em 1970 era de 21,4 anos enquanto em 2000 ela subiu para 24,9 anos. O intervalo médio entre o nascimento dos filhos também aumentou para 3,5 anos em média;
- Diminuição do tamanho das famílias. O número de filhos por mulher até 45 anos nos Estados Unidos diminui de 3,7 em 1957 para 2,1 em 2001.

Outras situações inerentes ao novo modo de vida da sociedade que eventualmente podem vir a promover dificuldade para engravidar são a promiscuidade sexual que se popularizou após o início dos anos 1960 com o advento da pílula anticoncepcional e a realização de abortamentos clandestinos de forma eletiva nos países onde a lei não permite o abortamento como método de controle de natalidade. Ocorrem hoje 3 milhões de novos casos de infecção por *Chlamydia* e 600.000 novos casos de gonococcia por ano nos Estados Unidos.

# Fatores de risco
## Peso

Sabe-se que alterações do índice de massa corpórea (IMC), tanto a obesidade quanto a magreza extrema (IMC abaixo de 17) promovem deficiências na pulsatilidade da secreção hipotalâmica de GnRH e hipofisária de gonadotrofinas. Mulheres com baixo peso extremo respondem prontamente à indução de ovulação e consequentemente alcançam a concepção com facilidade, porém, estas gestações têm altos índices de abortamento e parto prematuro. Os homens não são prejudicados hormonalmente pela obesidade uma vez que a hiperinsulinemia presente promove diminuição da proteína ligadora de gonadotrofinas disponível, mantendo os níveis de testosterona dentro da normalidade. Existe sim um aumento da taxa de fragmentação espermática podendo então levar ao aumento da taxa de infertilidade nestes homens.

## Fumo

O uso de tabaco, tanto ativo como passivo, prejudica de forma importante o resultado obstétrico de uma gestação, além de diminuir a taxa de fecundidade e aumentar o tempo médio de tentativa de concepção. Parece que os mecanismos envolvidos neste processo são a depleção folicular, aumento da mutagênese oocitária e alterações do ciclo menstrual.

A consulta de orientação reprodutiva é uma excelente oportunidade para orientar o casal sobre os riscos e prejuízos do tabagismo e da obesidade sobre a saúde de uma forma geral. Devemos aproveitar tal oportunidade para estimular mudanças de hábito de vida como exercício físico, dieta balanceada de aproximadamente 2.000 kcal/dia e interrupção do fumo. Mulheres sem restrições alimentares não necessitam suplementação vitamínica a não ser que estejam fazendo uso de anticonvulsivantes. A suplementação de 400 µg de ácido fólico por dia até a 12ª semana de gestação diminui a incidência de defeitos de fechamento do tubo neural de 1 para cada 1.000 nascimentos para 0,5 em cada 1.000 nascimentos.

## Álcool e drogas ilícitas

O uso de maconha, cocaína e álcool em altas doses (acima de 20 doses por semana) prejudica o padrão ovulatório da mulher por interferir com o funcionamento do eixo-hipotálamo-hipófise-ovário ao nível do sistema nervoso central, com a espermatogênese pela formação de autoanticorpos anticélulas de Leydig e aumentam significativamente o risco para obstrução tubárea pelas alterações do estilo de vida. A quantidade de álcool considerada segura para ingestão para que não ocorra prejuízo à fertilidade feminina é de seis doses por semana.

# Capítulo 2

# Foliculogênese e Esteroidogênese

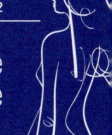

Selmo Geber
Marcos Sampaio

O progresso científico nas últimas décadas tem revelado relações dinâmicas entre a glândula hipófise e os hormônios gonadais, assim como, o processo reprodutivo humano. As mudanças hormonais, correlacionadas com a morfologia e eventos autócrinos e parácrinos nos ovários, coordenam este sistema, que é um dos mais notáveis eventos biológicos.

O diagnóstico e manuseio da função menstrual devem ser baseados no entendimento dos mecanismos fisiológicos que regem a regulação do ciclo menstrual normal. O processo que culminará na ovulação se inicia com o desenvolvimento folicular adequado de um único folículo dominante, um complexo e coordenado conjunto de eventos hormonais.

## FOLICULOGÊNESE

O folículo é a unidade fundamental do ovário. Nele está contido o óvulo que é a estrutura feminina fundamental para a perpetuação das espécies mamíferas. O ciclo menstrual está dividido em três fases: fase folicular, ovulação e fase lútea. A fase folicular consiste em uma sequência de eventos que recrutará a partir de um *pool* de folículos em crescimento qual deles estará destinado a romper e liberar o óvulo que terá o potencial de ser fecundado e quais os folículos estão destinados a atresia.

Provavelmente este período dura meses na espécie humana, mas de forma didática definimos em duas fases: gonadotrofina independente (extremamente longa e ainda muito pouco conhecida) e a gonadotrofina dependente cujo período é a duração do ciclo menos 14 dias (por exemplo, no ciclo de 28 dias seriam 14 dias, quando o ciclo dura 40 dias a fase folicular 26) momento em que os folículos já recrutados encontram-se com características primordiais, passando pelos estágios primário, pré-antral, antral e, por fim, já maduro, pré-ovulatório. O crescimento folicular se inicia quando o folículo apresenta diâmetro médio de 0,03 mm (folículo primordial) e continua por um período indefinido (aproximadamente de 3) até que a ovulação aconteça.

## Folículo primordial

As células germinativas têm origem no endoderma do saco vitelínico do embrião, e posteriormente migram para a crista genital. A proliferação das células germinativas tem início entre a 6ª e 8ª semanas de gravidez e em torno da 20ª semana é atingido o número máximo de oócitos em ambos os ovários (7 milhões de células). O folículo primordial consiste em um oócito, estagnado na fase de prófase da meiose I, circundado por uma camada de células, a granulosa.

O processo de atresia folicular já se inicia no meio da gestação e se mantém contínuo até o final da vida reprodutiva da mulher, não sendo interrompido na infância, nem por gravidez, por uso de anticoncepcionais ou por um *status* anovulatório. A atresia folicular é mais intensa no período intrauterino. Nessa fase, ocorre uma redução de 2 a 3 milhões de oócitos, para aproximadamente um milhão, ao nascimento. Quando ocorre a menarca, esse número passa a 300 a 500 mil. Durante o menacme, a mulher terá em torno de 400 ciclos ovulatórios. Assim, ao final da vida reprodutiva, estima-se que para cada óvulo liberado, mil serão perdidos.

O mecanismo que determina quais folículos e quantos serão recrutados para o crescimento ainda permanece desconhecido. Aparentemente, o número de folículos candidatos ao crescimento e ovulação é determinado pelo número remanescente de folículos primordiais restantes. Portanto, com o passar dos anos, como o *pool* de oócitos diminui progressivamente, os folículos recrutados são cada vez em menor número. Quando ocorre uma redução no *pool* de oócitos, por exemplo, em uma ooforectomia unilateral, acontece um rearranjo no total de folículos para se adaptar ao tempo restante de vida reprodutiva. Entretanto, se esta redução ocorre já próxima à menopausa, fase em que o número de folículos já se encontra reduzido, pode ocorrer uma antecipação da menopausa em alguns anos. Importante ter o conceito de que o início do crescimento folicular não depende do estímulo das gonadotrofinas, o que difere da definição do folículo dominante ovulatório.

O folículo dominante que será ovulado é determinado nos primeiros dias do ciclo menstrual. Porém, o começo do desenvolvimento tem início em ciclos anteriores. Em média, o tempo de duração para o folículo atingir o estágio pré-ovulatório é de 85 dias.

A maioria deste tempo de desenvolvimento envolve respostas que são independentes de hormônios. Entretanto, a menos que estes folículos sejam recrutados pelo hormônio folículo estimulante (FSH) todos eles estão fadados à atresia. Portanto, o FSH é fator determinante no resgate dos folículos da atresia. Em estudos em ovários humanos, a expressão do gene para o receptor de FSH não surge até os folículos primordiais começarem a crescer.

Os primeiros sinais que são evidenciados em um desenvolvimento folicular são o aumento do tamanho do oócito e a mudança das células da granulosa que se tornam agora cuboides. Neste momento surgem pequenas comunicações entre as células da granulosa e o oócito, as *gap junctions*, que servirá como canais que transportarão nutrientes, íons e moléculas regulatórias. As *gap junctions* são compostas de canais formados por um arranjo de proteínas conhecidas como conexinas. A expressão desta conexina nos folículos ovarianos é regulada positivamente pelo FSH e negativamente pelo hormônio luteinizante (LH). Além do mais, o FSH mantém tais canais abertos, enquanto o LH os fecha.

## O folículo primário

Com as células da granulosa se proliferando, o folículo primordial adquire aspectos que fazem com que passe a ser chamado de folículo primário. Neste momento, o folículo é composto do oócito e duas ou mais camadas de células da granulosa que são separadas das células estromais pela lâmina basal. As células ao redor do estroma se diferenciam em camadas concêntricas chamadas de teca interna (próximas à lâmina basal) e externa, tal fato também independe das gonadotrofinas. As camadas da teca aparecem quando a proliferação da granulosa atinge entre 3 e 6 camadas de células.

Nesta fase, o folículo apresenta um padrão de crescimento limitado, que pode ser seguido de atresia. O limite do crescimento e a velocidade de atresia folicular são interrompidos no início do ciclo menstrual quando um grupo de folículos (previamente selecionados) passa a responder as mudanças hormonais e começa a crescer. Em mulheres jovens, o número de oócitos deste grupo é em torno de 3 a 11 por ovário. O declínio da esteroidogênese e da secreção de inibina-A leva ao aumento do FSH, o que ocorre poucos dias antes da menstruação. Tem sido sugerido que o aumento da bioatividade do FSH inicia na metade da fase lútea.

## O folículo pré-antral

O folículo progride até o estágio pré-antral, após crescimento acelerado. O oócito aumenta de tamanho e surge uma membrana ao seu redor chamada zona pelúcida. As camadas das células da granulosa se proliferam, assim como as camadas da teca se organizam ao redor do estroma. Agora, este processo é dependente de gonadotrofinas e se correlaciona à produção de estrogênio.

As células da granulosa produzem três tipos de esteroides, porém a produção de estrogênio é aumentada em relação aos androgênios e progestínicos.

A aromatização é a conversão de androgênios a estrogênio e tal processo é induzido e ativado pela concentração de FSH. Este hormônio, portanto, é responsável por iniciar o processo de esteroidogênese e estimular o crescimento e proliferação das células da granulosa.

Os receptores específicos de FSH aparecem nas células da granulosa a partir da fase pré-antral fazendo com que a produção de estrogênio seja dependente e limitada pela concentração de receptores de FSH. Por sua vez, a concentração destes receptores é controlada pelo nível de FSH circulante e por mecanismos do próprio folículo. A ação dos receptores de FSH é operada através da proteína G e do sistema de adenilatociclase, que por sua vez é modulado por vários fatores, entre eles o cálcio-calmodulina, receptores de tirosina cinase, o sistema de fosfolipase, assim como, canais de íons, fatores de crescimento, óxido nítrico, prostaglandinas e outros peptídeos, por exemplo, o hormônio liberador de gonadotrofinas, o GnRH. O FSH combinado ao estrogênio age sinergicamente estimulando a ação mitogênica das células da granulosa e, portanto sua proliferação.

O papel dos androgênios na fase precoce da foliculogênese é bastante complexo. Os androgênios não servem apenas como substrato ao FSH para induzir a aromatização, mas em baixas concentrações podem potencializar a aromatase. Entretanto, em altas concentrações, os androgênios são convertidos a androgênios mais potentes que inibem a aromatização, assim como inibem a formação de novos receptores de LH, o que é essencial ao desenvolvimento folicular. O sucesso de um folículo depende de sua habilidade de converter o microambiente androgênico a um microambiente estrogênico.

## Folículo antral

Em ação conjunta e sinérgica, o FSH e o estrogênio aumentam a produção do fluido folicular que se acumula nos espaços intercelulares da granulosa. Tais espaços se unem formando uma cavidade, o antro. As células da granulosa, que circundam o oócito são chamadas de *cumulus oophorus*. Acredita-se que a diferenciação das células do *cumulus* ocorre a partir de sinais originados no oócito.

Na presença do FSH, o estrogênio se torna a substância dominante do fluido folicular. Na ausência do FSH são os androgênios que dominam. Normalmente, o LH não está presente até o meio do ciclo folicular. Caso o folículo se luteinize precocemente, e altas concentrações de LH estejam presentes, a atividade mitótica diminui e os níveis de androgênios se elevam e por fim o folículo é fadado a atresia. A síntese de hormônios esteroides no folículo é compartimentada em um sistema descrito a seguir como duas células, duas gonadotrofinas.

### Sistema duas células – duas gonadotrofinas

Nos folículos pré-antrais e antrais humanos, os receptores de LH estão presentes apenas nas células da teca e receptores de FSH estão presentes apenas nas células da granulosa. Em resposta ao LH, o tecido da teca é estimulado a produzir androgênios que serão convertidos a estrogênio, através da aromatase induzida pelo FSH, nas células da granulosa.

A interação entre os compartimentos da granulosa e teca, e com a produção acelerada de estrogênio, não está completamente funcional até a fase final do desenvolvimento do folículo antral. Da mesma forma que as células da granulosa pré-antral, a granulosa dos folículos antrais pequenos exibe a tendência *in vitro* de converter androgênios a androgênios mais potentes (5 α-reduzidos), que não são convertidos a estrogênios.

Diferentemente, as células da granulosa isoladas de folículos antrais grandes, preferencialmente, metabolizam androgênios a estrogênio. Esta conversão do microambiente androgênico a um microambiente estrogênico é dependente do aumento da sensibilidade dos receptores de FSH, mediado pelo próprio FSH com influência do estrogênio produzido.

Ao desenvolver o folículo, as células da teca começam a expressar os genes dos receptores de LH, P450scc, e 3β-hidroxiesteroide desidrogenase. O LH regula a entrada de colesterol na forma LDL na mitocôndria, o que é essencial para a esteroidogênese. Assim sendo, a esteroidogênese ovariana é dependente de LH.

As células da teca são caracterizadas pela expressão do P450c17, enzima que limita a taxa de conversão dos substratos de 21 carbonos a androgênios. As células da granulosa não expressam essa enzima e, portanto, são dependentes dos androgênios produzidos na teca para a conversão a estrogênio. O aumento da expressão do sistema de aromatase é marcador do aumento da maturidade das células da granulosa. A presença de enzimas específicas em células diferentes evidência a separação de dois compartimentos que se complementam para o desenvolvimento folicular e esteroidogênese.

A esteroidogênese é impossível sem a presença do LH para fornecer o substrato de androgênios, entretanto, durante as fases iniciais da foliculogênese, apenas o FSH é essencial. Os estágios finais da maturação folicular é otimizada pelo LH, aumentando o aporte de androgênios e promovendo o crescimento do folículo dominante, enquanto, simultaneamente, os folículos pequenos aceleram o processo de regressão e atresia.

## Folículo dominante e pré-ovulatório

A capacidade de converter o microambiente folicular em estrogênico é determinante para a seleção do folículo dominante. O processo de seleção é mediado por duas ações do estrogênio: a primeira se trata de uma interação do estrogênio com o FSH dentro do folículo e a segunda é a ação exercida pelo estrogênio na hipófise. No interior do folículo dominante o estrogênio exerce uma ação positiva, potencializando a ação do FSH, enquanto que na glândula hipófise o *feedback* é negativo, diminuindo a secreção de FSH. A diminuição deste hormônio na corrente sanguínea reduz a atividade da aromatase nos folículos, exceto no folículo dominante. Além disso, o decréscimo de FSH interrompe a proliferação das células da granulosa e sua função, promovendo a conversão do microambiente, ora estrogênico em androgênico novamente, levando o folículo à atresia. O primeiro passo que leva à atresia folicular é a diminuição do número de receptores de FSH nas células da granulosa.

A atresia folicular é decorrente de mudanças de vários fatores, entre eles, fatores locais de ação autócrina e parácrina. Uma vez as células terem entrado no processo de atresia, a sua resposta ao FSH é modulada por fatores de crescimento. O fator de necrose tumoral (TNF), que também é produzido pelas células da granulosa, inibe o FSH a produzir estrogênio, exceto no folículo dominante. Os folículos que apresentam diminuição na resposta às gonadotrofinas aumentam a produção de TNF. O hormônio antimulleriano (AMH) também apresenta ação neste processo. Estudos em camundongos indicam que o AMH inibe o crescimento dos folículos primordiais. A atividade parácrina do AMH inibe o crescimento folicular induzido pelo FSH, o que contribui para a seleção do folículo dominante.

A seleção folicular se mantém dependente do FSH e deve completar seu desenvolvimento do folículo pré-ovulatório em face do declínio dos níveis de FSH. A sua própria capacidade de acelerar a produção de estrogênio faz com que o folículo dominante escape da atresia e progrida até a ovulação. O folículo dominante apresenta várias vantagens importantes, entre elas a maior quantidade de receptores de FSH, decorrente de maior proliferação das células da granulosa, portanto, o folículo destinado à ovulação é mais sensível ao FSH.

O acumulo de maior massa de células da granulosa é acompanhada pelo aumento da vascularização tecal, chegando a apresentar duas vezes mais vascularização que os outros folículos antrais. Tal fato favorece o maior aporte de FSH, mesmo no momento em que sua concentração sérica está em declínio. Além disso, o folículo expressa o VEGF (fator de crescimento vascular endotelial), o que favorece a angiogênese.

Obrigatoriamente, para responder ao pico ovulatório de LH e se tornar um corpo lúteo suficiente, as células da granulosa do folículo precisam apresentar receptores de LH. O próprio FSH induz o desenvolvimento de receptores de LH nas células da granulosa do folículo pré-ovulatório. Evidências obtidas à partir da indução ovariana nas técnicas de reprodução assistida indicam que o LH tem um importante papel nos estágios tardios de desenvolvimento folicular. Deste modo, a presença de LH antes da ovulação é um importante contribuinte para o desenvolvimento adequado do folículo e para produzir um oócito sadio. Importante também ressaltar que o aparecimento de receptores de LH na granulosa favorecerá uma melhor resposta do folículo ao pico de LH que desencadeará o processo de ovulação.

Existem outros fatores que, assim como as gonadotrofinas hipofisárias, também influenciam na formação do folículo. Alguns peptídeos formados nas células da granulosa, inibina, ativina e folistatina atuam no desenvolvimento e na competência folicular, às vezes agindo sinergicamente ao FSH ou, em outros momentos, inibindo sua secreção, fazendo um controle negativo do seu crescimento.

### *Inibina, ativina e folistatina*

A inibina é um peptídeo que pode ser dividido em três subunidades: a inibina $\alpha$, a inibina $\beta$ A e a inibina $\beta$ B, atuando como o próprio nome diz, inibindo a secreção do FSH.

O FSH estimula a secreção de inibina nas células da granulosa, que por sua vez é suprimido por ela. A secreção de inibina B inibindo o FSH, principalmente, nos outros folículos, torna-se o principal mecanismo de seleção do folículo dominante.

A ativina está presente em muitos tipos de células, regulando o crescimento e diferenciação. Nos folículos, a ativina aumenta a secreção de FSH, estimulando a aromatização e produção de inibina. A ativina, também é derivada das células da granulosa, e além de aumentar a secreção do FSH, ela inibe a prolactina, ACTH e o hormônio do crescimento. Entretanto, os efeitos da ativina são bloqueados pela inibina e folistatina. Evidências em estudos indicam que a inibina e ativina também atuam diretamente nas células da teca para regular a secreção de androgênios.

A folistatina é um peptídeo produzido na hipófise. Também chamado de proteína supressora do FSH, a folistatina se liga a ativina inibindo a síntese e secreção de FSH, além da resposta do FSH ao GnRH.

Em resumo, a secreção de FSH pela hipófise é regulada pelo equilíbrio entre a ativina, inibina e folistatina, com esta tendo o papel de inibir a ativina e aumentar a atividade da inibina. Dentro do folículo, a ativina e inibina influenciam o crescimento e desenvolvimento, regulando as respostas, tanto da teca, quanto da granulosa às gonadotrofinas.

Outros fatores também influenciam o desenvolvimento folicular, como por exemplo, os fatores de crescimento. Os fatores de crescimento atuam modulando a proliferação e diferenciação celular, atuando especificamente em receptores das células. São muitos fatores e a maioria das células apresentam múltiplos receptores para vários fatores de crescimento. Entre eles podemos citar o fator de crescimento insulina-simile (IGF) e várias proteínas que se ligam ao IGF, influenciando na sua ação. O fator de crescimento insulina-símile (IGF), por nomeação, são peptídeos semelhantes à insulina, podendo ser divididos em subunidades I e II. O IGF-I é responsável por vários eventos nas células da granulosa e teca entre eles a síntese de DNA, a esteroidogênese, a atividade da aromatase, a síntese de receptores de LH e a secreção de inibina. Já o IGF-II estimula a mitose das células da granulosa. Em ovários humanos, o IGF-I, em sinergismo com o FSH, estimula a síntese de proteínas e a esteroidogênese. Após o surgimento de receptores de LH, o IGF-I atua aumentando a síntese de progesterona e estimula a síntese de células da granulosa no corpo lúteo. Finalmente, o IGF está relacionado na produção de estrogênio e progesterona.

Enfim, a foliculogênese é um processo sistêmico e complexo, controlado por inúmeros eventos, hormônios, fatores de crescimento e peptídeos que devem agir de maneira coordenada e sincrônica, no objetivo de recrutar e selecionar o oócito a ser ovulado. Certamente outros eventos também estão relacionados neste processo, entretanto, não foram aqui relatados por serem menos expressivos e significância. Muitos estudos ainda são realizados visando elucidar a foliculogênese e se identificar mais fatores envolvidos no processo.

# Esteroidogênese

A esteroidogênese é o conjunto de processos que dá origem aos hormônios esteroides e ocorrem a partir do metabolismo de lipídios nos ovários, testículos, placenta e glândulas suprarrenais. É realizado pelo aproveitamento de radicais acetato, a partir da síntese do colesterol mediado enzimaticamente.

## Etapas da esteroidogênese

O colesterol representa a matéria-prima da esteroidogênese. Todos os órgãos produtores de esteroides, com exceção da placenta, são capazes de produzir colesterol no retículo endoplasmático liso a partir de radicais acetato. No entanto, esta produção não é suficiente e a maior parte deste precursor usado na esteroidogênese é de origem sérica. O colesterol é transportado na circulação sanguínea por lipoproteínas de baixa densidade (LDL). Essas proteínas se ligam aos receptores de membrana específicos nas células dos órgãos esteroidopoéticos, o que possibilita a entrada do colesterol na célula.

As etapas da esteroidogênese a partir do colesterol estão descritas na Figura 2.1. A esteroidogênese se processa mediante uma cascata esteróidica na suprarrenal, ovário e tecidos periféricos, sendo controlado parcialmente pela ação do ACTH e LH. No ovário, a testosterona e a androstenediona apresentam sua produção máxima no meio do ciclo, sendo produzidas pelo folículo, células estromais e, em menor quantidade, pelo corpo lúteo.

A deficiência de enzimas necessárias à esteroidogênese da suprarrenal como a 21-hidroxilase, 11β-hidroxilase e 3 β-hidroxiesteroide desidrogenase, leva à impossibilidade da produção do cortisol e, nos casos mais graves, mineralocorticoides. Com isso, acumulam-se os precursores androgênicos. A impregnação androgênica resultante em uma criança do sexo feminino conduz ao aparecimento de sinais característicos: adrenarca, virilização da genitália externa, acne, odor corporal típico de adultos, aceleração da maturação óssea. A hiperplasia congênita da suprarrenal é a expressão clínica da redução da atividade das enzimas. É um distúrbio autossômico recessivo, que se caracteriza pelo acúmulo de precursores androgênicos desde a vida intrauterina, e pode determinar o aparecimento de genitália ambígua em meninas.

## Mecanismo geral de estímulo da esteroidogênese

Para que este conjunto de reações seja desencadeado é preciso que haja um estímulo hormonal. Este será específico para cada órgão. Os hormônios tróficos específicos se ligam a um receptor específico na membrana celular do órgão efetor, ativando a adenilciclase, responsável por converter a adenisinatrifosfato (ATP) em adenosina-monofosfato cíclico (AMPc). O AMPc, por sua vez, liga-se a uma proteína citoplasmática. Este novo complexo será responsável pela ativação das enzimas envolvidas na esteroidogênese, que normalmente estão presen-

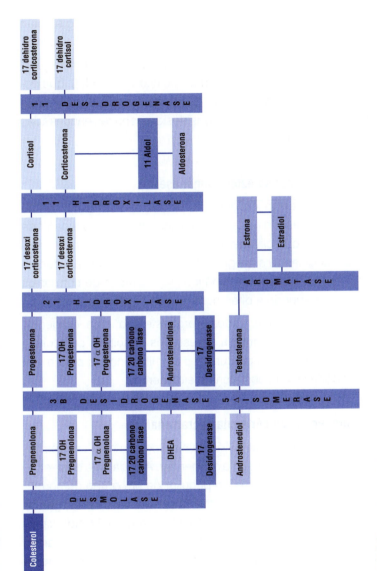

**Figura 2.1:** Esteroidogênese.

tes no interior da célula em sua forma inativa. O AMPc é então degradado pela fosfodiesterase, resultando em 5-AMP-inativo.

As enzimas envolvidas na esteroidogênese podem ser divididas em dois grupos: as enzimas tipo citocromo P450, que podem ser encontradas na mitocôndria ou no retículo endoplasmático liso, e as hidroxiesteroides desidrogenases encontradas no retículo endoplasmático.

## Vias intracelulares da esteroidogênese

O colesterol plasmático penetra na célula, ao mesmo tempo em que é sintetizado no retículo endoplasmático liso a partir de radicais acetato. A clivagem do colesterol ocorre em nível mitocondrial, originando a pregnenolona. Esta, por sua vez, desencadeia no retículo endoplasmático liso a síntese de hormônios esteroides, segundo a diferenciação dos órgãos secretores.

Inicialmente, são formados a progesterona, os androgênios e estrogênios. No entanto, a síntese dos principais corticoides impõe um retorno dos precursores às mitocôndrias para a síntese de cortisol, corticosterona e aldosterona.

## Esteroidogênese no córtex da suprarrenal

O córtex da suprarrenal divide-se histologicamente em três camadas, reticular, fascicular e glomerular. A cada uma destas camadas destina-se a secreção peculiar de um grupo de hormônios. A camada reticular sintetiza essencialmente androgênios (esteroides C-19) a partir da progesterona e da 17-hidroxiprogesterona, sob a ação da 21-hidroxilase. Os mais importantes são a deidroepiandrosterona (DHEA), e em proporção menor, a androstenodiona, além da forma sulfatada do DHEA (DHEAS).

A suprarrenal é responsável por 90% da produção de DHEA, e por 100% da produção de DHEAS. Este corresponde a um excelente marcador da produção de andrógenos neste órgão.

A camada fascicular origina os glicocorticoides, sendo o cortisol o principal representante na espécie humana. A camada glomerular não se apresenta como uma camada contínua, mas sim como ilhotas na superfície da glândula. Produz os corticoides sem oxigênio no carbono 11 (11-desoxi) – mineralocorticoides – sendo o mais predominante, a aldosterona e, em proporção bem inferior, a 11-desoxicorticosterona (DOCA).

## Esteroidogênese ovariana

A formação dos hormônios esteroides ocorre a partir do estímulo das gonadotrofinas (FSH e LH). A esteroidogênese ovariana ocorre nas células da teca e da granulosa que possuem papeis complementares, formando o "sistema de duas células" que explica de forma simples e esquemática a esteroidogênese ovariana.

### Esteroidogênese na fase folicular

Os folículos primários armazenados no ovário desde o período intrauterino iniciam seu desenvolvimento independente da ação hormonal até o estágio pré-antral. No início de cada ciclo, inicia-se a produção hormonal estimulada pelo FSH que possibilitará o desenvolvimento folicular.

As células da teca possuem apenas receptores para LH. Quando o LH se liga a esses receptores, ativa via AMPc, o complexo enzimático responsável pela conversão do colesterol em androstenediona e testosterona (Figura 2.1). Esses hormônios passam por difusão para as células da granulosa onde servirão de substrato para a produção de estrogênios. Nos folículos pré-antrais a presença dos androgênios nas células da granulosa também contribui para a ativação do complexo de aromatização.

Por outro lado, caso se apresentem em altas doses passam a favorecer outra via enzimática, a da 5-α-redutase, responsável por converter o androgênio em 5-α-androgênio. Este produto, além de não poder ser convertido em estrogênio, inibe a aromatização e a formação de receptores de LH nas células da granulosa. Todos estes fenômenos terminam por determinar a atresia folicular.

Nas células da granulosa, o FSH, também via AMPc, ativa a aromatização, e a androstenediona e a testosterona são convertidos em estrona e estradiol (Figura 2.2). No folículo pré-antral a produção de estrogênio estimula a proliferação das células da granulosa, há um aumento do líquido folicular, formando uma cavidade dentro do folículo e transformando-o em folículo antral.

### Esteroidogênese na fase lútea

Após a ovulação, o folículo roto passa por uma série de transformações estruturais, bioquímicas e hormonais transformando-se em corpo lúteo.

Na fase lútea, as células da granulosa tornam-se mais proeminentes que as da teca. Assim, passam a produzir estradiol e progesterona, sob o estímulo do LH, mesmo em baixas doses (Figura 2.3). Apesar do sistema de duas células continuar existindo, o papel do FSH no estímulo à produção de estradiol passa a ser substituído pelo LH. No corpo lúteo, a secreção de estradiol e progesterona ocorre de forma intermitente, acompanhando os pulsos de LH.

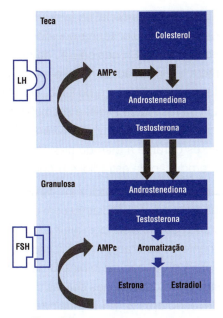

**Figura 2.2:** Sistema de duas células.
Adaptado de Speroff, 2005.

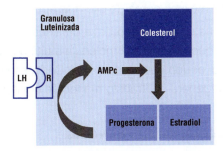

**Figura 2.3:** Esteroidogênese na fase lútea.
Adaptado de Speroff, 2005.

Para que a produção hormonal na fase lútea seja adequada é preciso que a fase folicular tenha ocorrido normalmente. O acúmulo de receptores de LH nas células da granulosa na fase folicular garante a luteinização do folículo roto e, portanto, uma adequada esteroidogênese do corpo lúteo. Um dos papéis importantes do LH na fase lútea inicial é estimular a produção de receptores de membrana para LDL no corpo lúteo. A presença desses receptores garante a entrada nas células do colesterol substrato para produção de estradiol e progesterona.

As células do corpo lúteo produzem, também sob o efeito do LH, a inibina A, que em associação com o estradiol e a progesterona, serão responsáveis por inibir a liberação de FSH. Consequentemente, impedirão que se inicie um novo desenvolvimento folicular. A produção de inibina B deixa de existir, e a inibina A passa a ser produzida nas células da granulosa quando o número de receptores de LH cresce no folículo dominante, e este hormônio passa a controlar a produção folicular.

Com a luteinização, aumentam as concentrações da desmolase e da 17-hidroxidesidrogenase (Figura 2.1), aumentando assim a produção de estrogênio e progesterona. Esta última apresenta seu pico máximo cerca de oito dias após o pico de LH.

Após 14 dias o corpo lúteo deve continuar sendo estimulado pelo hCG, que possui uma molécula muito semelhante a do LH e, portanto, ocupa seus receptores. Caso isso não ocorra o corpo lúteo degenera-se, transformando-se em corpo albicans.

### Metabolismo dos hormônios esteroides

Os hormônios esteroides, quando alcançam a circulação sanguínea, tendem a se ligar a proteínas específicas. Apenas uma pequena fração permanece livre, e representa a forma responsável pela atividade biológica. A forma ligada às proteínas é denominada forma de reserva.

Os estrogênios e androgênios terminais se ligam principalmente às globulinas de ligação dos hormônios sexuais (*sex hormone binding globulin* – SHBG), que podem ter seus níveis plasmáticos alterados em determinadas condições, modificando também os níveis da fração livre destes hormônios.

A gestação, a administração de estrogênios e o hipertireoidismo aumentam os níveis de SHBG, enquanto a administração de corticoides, androgênios, progestágenos, hormônio de crescimento, insulina e IGF-I levam à diminuição de seus níveis.

A SHBG também sofre interferência do peso corporal. Seus níveis são inversamente proporcionais ao IMC. Assim, pacientes com aumento de peso apresentam baixos níveis de SHBG. A hiperinsulinemia e a resistência à insulina também acarretam a diminuição da SHBG. Por este motivo, pacientes com essas doenças podem apresentar distúrbios da função ovariana associada.

Os esteroides são metabolizados principalmente no fígado onde são esterificados para se tornarem hidrossolúveis e for eliminado na urina.

## Capítulo 3

# Propedêutica Básica em Infertilidade

Selmo Geber
Ricardo Leão Parreiras

Na grande maioria dos casos, é possível se fazer um diagnóstico e traçar um plano de tratamento. Em 10% das vezes identifica-se mais de uma causa, e em outros 10% não se consegue identificar a causa – infertilidade sem causa aparente. Dessa forma, a escolha do melhor tratamento dependerá da causa, da duração da infertilidade e da idade da paciente. A avaliação é iniciada com uma anamnese detalhada e exames físico do casal.

## FATOR MASCULINO

A propedêutica do fator masculino inclui a investigação da história clinica e sexual, uso de fármacos ou drogas, exposição ambiental, realização de exame físico detalhado, pesquisa de exames laboratoriais de rotina e espermograma. Em casos raros e selecionados, serão necessários outros exames complementares. O homem apresenta alterações em cerca de 50% dos casais com infertilidade. As principais são:

- Azoospermia – ausência de espermatozoides por uma falha na produção ou por obstrução;

- Oligospermia – baixa contagem espermatozoides;
- Astenospermia – diminuição da motilidade dos espermatozoides;
- Teratospermia – alterações na morfologia do espermatozoide;
- Dificuldade no coito, por um distúrbio na ejaculação ou por distúrbios na ereção.

## Espermograma

Devem ser avaliadas amostras do esperma antes de se definir o tratamento. O sêmen é colhido por masturbação, em frasco limpo, após uma abstinência sexual de 2 a 5 dias, e encaminhado dentro da primeira hora após a ejaculação. Em casos que o primeiro exame apresente alguma alteração é necessário que se repita pelo menos mais uma vez solicitando conjuntamente a espermocultura. Em caso de azoospermia e oligospermia grave, deve ser realizado cariótipo, estudo de microdeleções do cromossomo Y e avaliação de níveis hormonais de FSH e testosterona, e nos casos de ausência do canal deferente, descartar fibrose cística.

### Avaliação física do esperma

- Volume: ≥ 1,5 mL;
- Turgidez: normal;
- Viscosidade: normal até 20s;
- pH: entre 7,2 e 8,0;
- Cor: amarelo-esbranquiçado, pérola, acinzentado ou creme;
- Células redondas: ≤ 4 x $10^6$ / mL;
- Aglutinação: ausente
- Liquefação: menor que 60 minutos.

## Avaliação do espermatozoide

|  | OMS | OMS 2010 |
|---|---|---|
| Concentração | ≥ 20 x 10⁶ espermatozoides/mL | ≥ 15 x 10⁶ espermatozoides/mL |
| Motilidade | ≥ 50% de móveis progressivos | ≥ 32% de móveis progressivos |
| Morfologia | ≥ 15% de formas normais (Kruger) | > 4% de formas normais (Kruger) |

# FATOR FEMININO

A mulher é responsável pela infertilidade em 40% dos casais inférteis, e as principais alterações são:

- Alterações uterinas;
- Anovulação;
- Obstrução tubárea;
- Fator peritoneal e endometriose.

## Avaliação da ovulação

Durante a anamnese pode-se identificar as mulheres que são normo-ovulatórias pela história de ciclos menstruais regulares. Quando não se consegue a confirmação pela história clínica, sugere-se a propedêutica complementar.

### Curva de temperatura corporal basal

Após a ovulação, a temperatura corporal basal geralmente sobe 0,3 a 0,6° C. devido à secreção de progesterona e deve persistir por no mínimo 12 dias. Apresenta sensibilidade e especificidade muito reduzidas e por isso é muito pouco usado.

### Avaliação do muco cervical

Durante a fase folicular, a produção de muco aumenta gradativamente tornando-se mais fluido e abundante devido ao efeito estrogênico. Além do aumento da filância identifica-se, ao microscópio, um padrão em "*folha de samambaia*". Após a ovulação ocorre diminuição da filância e mudança do aspecto microscópico devido à ação da progesterona. Também tem sensibilidade e especificidade muito reduzidas e por isso é muito pouco usado.

### Avaliação hormonal

Para o diagnóstico de ovulação, deve-se realizar uma dosagem de progesterona sérica na fase lútea media (19º a 21º dia do ciclo). Na presença de níveis elevados, pode-se então confirmar a ovulação.

Outras dosagens hormonais importantes são do FSH e estradiol séricos, na fase folicular precoce (2º ou 3º dia do ciclo), que permitem avaliar a reserva folicular. De acordo com os resultados pode-se avaliar a reserva folicular e principalmente o prognóstico de resposta à indução da ovulação. Os níveis de FSH devem ser menores que 15 mUI/mL associados a níveis adequados de estradiol.

- FSH baixo; E2 baixo ⇒ bom prognóstico;
- FSH alto; E2 baixo ⇒ mau prognóstico;
- FSH baixo; E2 alto ⇒ mau prognóstico;
- FSH alto; E2 alto ⇒ péssimo prognóstico.

Para esse mesmo objetivo, podem-se dosar a inibina B e hormônio antimulleriano. Outro teste importante e que apresenta maior acurácia é o teste do clomifeno. As dosagens do FSH e do estradiol são feitas no 2º e no 10º dias do ciclo e administra-se citrato de clomifeno na dose de 100 mg ao dia, do 5º ao 9º dia do ciclo. A soma dos resultados de FSH deve ser < 26 e o estradiol deve dobrar seu valor na segunda dosagem para resultado de bom prognóstico. A dosagem do hormônio antimulleriano tem sido adotada, recentemente, para avaliar a reserva folicular. Níveis menores que 0,33 ng/mL estão associados a falha de resposta à indução em ciclos de reproduçao assistida.

Deve-se determinar o nível sérico de prolactina em todas as pacientes e em qualquer paciente que apresente história de galactorreia. Na presença de níveis anormais altos, deve-se excluir a presença de um microadenoma. Também é fundamental avaliar a função da tireoide.

## *Ultrassonografia*

O exame ultrassonográfico é um método não invasivo que se baseia na interação do som e tecidos do corpo, através da emissão de ondas sonoras que, dependendo das interações com os órgãos em suas diferentes densidades acústicas, têm a propriedade de deixar o som passar com facilidade e emitir pouco eco, até mesmo impedir sua passagem refletindo a onda sonora em sua totalidade.

Pode ser realizado por via transabdominal com transdutor convexo, de frequência que pode variar entre 2,5 e 4 MHz sendo necessário a repleção vesical, pois a bexiga funciona como uma janela acústica, melhorando a imagem obtida. A via mais utilizada é a transvaginal, com transdutor setorial de frequências mais altas variando entre 5 e 7,5 MHz. O transdutor é colocado diretamente no fundo de saco vaginal, permitindo a abordagem direta do colo e corpo do útero assim com de seus anexos com imagens de maior definição.

A partir de exame seriado realizados na fase folicular precoce, folicular média, folicular e lútea, pode-se realizar a monitorização da ovulação com confirmação do desenvolvimento folicular e posterior ovulação. Além disso, avaliam-se as mudanças endometriais que acompanham o ciclo ovulatório com espessamento na fase folicular a mudança na fase secretora.

O ultrassom permite também avaliar:

- Avaliação uterina
  - Avaliação endometrial: avalia-se a espessura, a ecogenicidade, a homogeneidade e o conteúdo. Após a menstruação, apresenta-se ecogênico e com espessura inferior a 5 mm, podendo conter ainda restos de sangue na cavidade. Na fase proliferativa, o endométrio é hipoecogênico com espessura de até 13 mm, e quanto mais se aproximar da fase periovulatória fica evidente o aspecto trilaminar. No período periovulatório, é isoesogênico e mede até 15 mm. Evolui para a hiperecogenicidade e perda do aspecto trilaminar na fase lútea com medidas que podem alcançar 17 mm. Na pós-menopausa, sem vigência de terapia de reposição hormonal, é considerado normal que variam de 4 a 5 mm dependendo do autor. Em vigência de terapia, considera-se normal a espessura de 8 a 10 mm;

- Alterações anatômicas: dentre as anomalias mais frequentes encontram-se as malformações mullerianas, sendo elas: a agenesia uterina e os úteros bicorno em seus diferentes graus, o útero didelfo, septação uterina e o útero arcuado;
- Miomas: geralmente são imagens simétricas, arredondadas, hipoecogênicas, e que formam, na grande maioria das vezes uma sombra acústica posterior, sendo de fácil identificação;
- Pólipos endometriais;
- Sinéquia.

• Avaliação ovariana:
- Imagens císticas (cistos fisiológicos ou funcionais) diagnósticos diferenciais, principalmente entre endometriomas, hidrossalpinge, abscesso tubo-ovariano, cisto mesentérico e cistos paraovarianos, dentre outros;
- Imagens complexas (cístico/sólido): cistoadenomas, cistoadenocarcinomas, cistos dermoides e endometriomas. Consideram-se o abscesso tubo-ovariano e a gravidez ectópica como os principais diagnósticos diferenciais;
- Ovários policísticos;
- Avaliação da reserva folicular por contagem do numero de folículos antrais.

• Avaliação pélvica:
- Tumores pélvicos;
- Hidrossalpinge.

## *Dopplerfluxometria*

O objetivo do estudo Dopplerfluxométrico é quantificar a resistência vascular através do estudo das velocidades. Para isso foram criados índices que correlacionam velocidades de sístole, diástole e velocidade média do fluxo sanguíneo durante um ciclo cardíaco. Os três índices mais utilizados são: a relação sístole/diástole (relação A/B), índice de pulsatilidade (IP) e resistência (IR ou Pourcelot).

### Avaliação uterina

Na presença de miomas a característica esperada é que os vasos intratumorais possuam resistência semelhante aos vasos da musculatura normal. A adenomiose pode ter seu diagnóstico aventado com o Doppler diante do achado de um mapa vascular amplo ao redor das áreas econegativas no miométrio. Na presença de pólipos endometriais, por outro lado, o Doppler apresenta pouca aplicação uma vez que a vascularização é bastante reduzida sendo assim de difícil mensuração.

### Avaliação ovariana

O cisto ovariano simples não apresenta fluxo intratumoral ou peritumoral, enquanto o Doppler de artérias ovarianas apresenta IR e IP semelhantes àqueles esperados para a idade da paciente. O cisto luteínico possui fluxo peritumoral, mas não intratumoral.

### Gravidez ectópica

O encontro de fluxos de baixa resistência ao longo das trompas, onde o fluxo habitual possui alta resistência, é indicativo de gravidez ectópica. Assim, o Doppler colorido pode ser útil nos casos de dúvida e acompanhamento do tratamento conservador. Na presença de batimentos cardíacos no eco embrionário em situação extrauterina, quando esta ainda não pode ser identificada somente pela ultrassonografia, a confirmação diagnóstica é estabelecida.

## Avaliação do fator tubáreo

### Histerossalpingografia

Exame que consiste na injeção ascendente de contraste hidrossolúvel pelo canal cervical, que tem como objetivo delinear a endocérvice, cavidade uterina e trompas, e possibilita a observação de retenções do contraste e dispersões peritoneais, além do esvaziamento tuboperitoneal e cervicovaginal.

Deve ser realizado entre o 8º e 10º dia do ciclo, pelo menos três dias após o término da menstruação e dois dias antes da provável ovulação. Deve-se evitar o período periovulatório, em vigência de infecções locais e sistêmicas e na fase luteínica (pelo risco de gestação). Permite avaliar:

- Malformações uterinas;
- Septo;
- Pólipos e miomas submucosos;
- Sinéquias uterinas;
- Tuberculose endometrial;
- Fístulas;
- Obstrução tubária;
- Hidrossalpinge;
- Tuberculose tubária;
- Endometriose;

- Doença inflamatória pélvica;
- Aderências pélvicas.

Contraindicações
- Câncer de endométrio e suspeita de neoplasia cervical;
- Suspeita de gestação;
- História de reação alérgica ao contraste;
- Infecções genitais ativas.

Complicações

A mais comum é a dor. Além disso, existe o risco de reação anafilática ao iodo e a possível exacerbação de infecções latentes. Durante a realização do procedimento, pequenas lesões da mucosa tubária por um aumento acentuado e rápido da pressão pela retenção súbita do contraste em obstruções tubárias laterais também podem ocorrer.

### *Histerossonossalpingografia*

Histerossonografia (Sono-histerossalpingografia, histerossalpingossonografia – SHG).

A ultrassonografia (US) combinada com a infusão transcervical de fluído tem sido utilizada para a avaliação da cavidade uterina, permeabilidade tubária e aderências pélvicas para mulheres com contraindicação à histerossalpingografia. O fluído (solução salina estéril) é administrado transcervicalmente para a cavidade, como na histerossalpingografia, sendo a US endovaginal realizado concomitantemente. Para a visibilização das trompas uterinas, é necessário o uso de meios especiais de ecocontraste, como a suspensão de micropartículas de galactose e microbolhas de ar. O fluído injetado pode ser visto ao longo da trompa e, subsequentemente, no fundo de saco vaginal, o que comprova a permeabilidade tubária.

O período ótimo para a realização da SHG é a primeira quinzena do ciclo menstrual, pois o endométrio encontra-se mais fino e há menor possibilidade de gravidez intrauterina. A fase secretora deve ser evitada, porque o desenvolvimento normal do endométrio pode simular processos patológicos.

Este procedimento é bem tolerado, não havendo necessidade de fármacos prévios anti-inflamatórios e/ou de antiespasmódicos. Os riscos de infecções e exacerbações dos sangramentos são discutidos com as pacientes. Este exame é contraindicado nas mulheres com infecções pélvicas ativas.

Os critérios de permeabilidade a serem utilizados são: (1) visão do meio por todo o trajeto da trompa até a saída do mesmo, (2) visão do acúmulo do meio de contraste na região perianexial e/ou fundo de saco, (3) visão do fluxo do meio de contraste em um segmento da tuba por um período mínimo de 10 segundos sem a formação de hidrossalpinge.

### *Laparoscopia*

É o método padrão-ouro para avaliar a anatomia dos órgãos pélvicos e as relações entre eles. Permite a visão direta dos órgãos intraperitoneais, possibilitando o diagnóstico correto de doenças de diagnóstico duvidoso quando abordadas por outros métodos propedêuticos. As inovações tecnológicas da aparelhagem endoscópica e das óticas, os avanços anestésicos e a melhor compreensão das alterações causadas pelo pneumoperitôneo são fatores determinantes para a utilização deste método.

Apesar de ser um método invasivo e cirúrgico, e como tal deve ser encarado, possui menor morbimortalidade do que a laparotomia exploradora, além de permitir um pós-operatório mais ameno e menor tempo de internação da paciente. A principal vantagem é a possibilidade de se proceder ao tratamento no mesmo tempo cirúrgico.

Indicado para avaliação das tubas uterinas, em pacientes que não podem realizar a histerossalpingografia, ou este exame não pode esclarecer corretamente a permeabilidade tubária, com isso a cromotubagem via laparoscópica se torna alternativa para este diagnóstico. As malformações mullerianas são esclarecidas pela laparoscopia diagnóstica, sendo fácil a diferenciação entre útero septado, bicorno e útero didelfo.

As contraindicações são as mesmas relacionadas às cirurgias como doenças sistêmicas, peritonite aguda, obstrução intestinal, investigação de massas abdominais que ultrapassem a cicatriz umbilical, aderências abdominais por intervenções cirúrgicas anteriores, hérnias, ascite, peritonite prévia, gravidez com fundo uterino situado abaixo da cicatriz umbilical e a suspeita de doença inflamatória pélvica, desde que o tratamento seja instaurado imediatamente.

As principais complicações são enfisema – subcutâneo, muscular, pré-peritoneal e no epíploon – perfuração de vasos sanguíneos e alças intestinais e, parada do retorno venoso se a insulflação abdominal ocorrer muito rapidamente, da mesma forma, pode ocorrer edema agudo pulmonar caso o esvaziamento abdominal seja realizado muito rapidamente.

A laparoscopia cirúrgica é uma opção no tratamento da infertilidade, sendo que as indicações mais precisas são:

- Doença tubária: obstruções tubárias distais, prenhez ectópica, esvaziamento ou salpingectomia em casos selecionados de hidrossalpinge;
- Doença ovariana: biópsia de ovário, ooforectomia, exérese de endometrioma (indicações extremamente questionáveis para nós);
- Doença tubo-ovariana: casos selecionados de endometriose e doença inflamatória pélvica;
- Doença uterina: certos casos de miomatose uterina, como mioma pediculado (subseroso);
- Liberação de aderências.

## Avaliação do fator uterino

### Histeroscopia

Endoscopia uterina que permite a visão direta do canal cervical da cavidade uterina e dos óstios tubáreos, permitindo assim a identificação de anomalias anatômicas e funcionais, e sua resolução sem a necessidade de se recorrer a uma laparotomia ou exames "às cegas". É um exame de alta sensibilidade e especificidade, para lesões intrauterinas, permitindo um elevado grau de acerto diagnóstico. Além da alta acurácia, tem a vantagem de permitir o tratamento no mesmo tempo.

Pode ser feito com histeroscópio flexível ou rígido e para a distensão da cavidade podem ser usados diferentes meios de distensão. Os mais comuns são o Dextran 70, Glicina a 1,5% ou simplesmente solução fisiológica a 0,9%; alternativa é o $CO_2$. Na grande maioria das vezes, o uso de anestésicos locais é suficiente.

A histeroscopia diagnóstica está indicada de forma rotineira em pacientes com infertilidade ou quando existe alguma suspeita clínica a partir de exames indiretos como histerossalpingografia ou US. Além disso, como permitem, na maioria das vezes visualizarmos toda a cavidade uterina e endométrio, biópsias dirigidas permitem maior acurácia diagnóstica.

A melhor época para realização do exame é dependente da indicação da realização do exame. Na primeira fase do ciclo, devido à menor espessura do endométrio, os óstios tubários, pólipos endometriais, miomas pequenos e septos intrauterinos podem ser mais bem avaliados. Já na segunda fase – fase secretora – consegue-se melhor avaliação da fase funcional do endométrio.

As principais indicações para a realização da histeroscopia diagnóstica são:

- Estudo do canal cervical;
- Estudo de malformações;
- Estudo e tratamento de sinéquias uterinas;
- Abortamento de repetição;
- Controle de procedimentos cirúrgicos da cavidade uterina.

### Contraindicações

As contraindicações absolutas são presença de doença inflamatória pélvica ativa ou cervicite, além do diagnóstico de carcinoma invasor do colo uterino. Endometrite isolada, gravidez e sangramento ativo são contraindicações relativas. No caso de sangramento, apenas troca-se o meio de distensão: utiliza-se um meio líquido.

Complicações

As complicações mais frequentes da histeroscopia diagnóstica são a dor e o sangramento da endocérvice geralmente devem-se à passagem da ótica. Nos casos de perfuração uterina – rara – institui-se observação clínica por um período de 24 horas, não sendo necessário, a princípio, a realização de laparotomia ou laparoscopia para sutura do órgão.

## Outros

### *Análise seriada do muco cervical*

Produzido pelas células secretoras do epitélio glandular que reveste o canal endocervical, o muco cervical é um hidrogel, cuja composição e característica físico-químicas variam ciclicamente sob a ação dos estrogênios e progestogênios. Seu principal componente, a água, contribui com 92% a 94% de seu volume, no pré-mênstruo, enquanto sob a ação estrogênica no período pré-ovulatório chega a 98% de seu volume, garantindo fluidez nessa época.

Para sua avaliação foi criado o escore cervical, que é constituído por um sistema de 4 variáveis: abertura do orifício externo do colo, volume, filância e cristalização do muco cervical. Cada um destes parâmetros recebe uma nota de zero a três pontos, perfazendo um total de zero a 12 pontos. Considera-se um muco com valor acima de oito, como representativo de boa ação estrogênica. Dentre estes parâmetros do escore cervical, o que se melhor correlaciona com diâmetro folicular e os níveis de estradiol sérico foram a cristalização do muco. Ela se deve à precipitação de cristais de cloreto de sódio ao redor do material orgânico. Sob intensa ação estrogênica identificam-se as ramificações primárias, secundárias, terciárias e quaternárias, criando o aspecto conhecido como folha de samambaia.

Para a análise indireta da ovulação, é necessário se realizar a análise do muco de forma seriada. Assim, seu escore deve ser baixo na fase folicular inicial, elevado nas 24 a 48h que antecedem o período ovulatório e novamente baixo na fase lútea. Importante lembrar que o colo uterino a ser analisado deve ser um colo sadio, devendo os processos patológicos cervicais ser tratados previamente.

### Escore cervical (Insler, 1977)

|  | 0 | 1 | 2 | 3 |
|---|---|---|---|---|
| Volume | Ausente | Escasso | Moderado | Cascata |
| Abertura OE | Fechado | Discreta | Moderada | Total |
| Filância | Ausente | 0 a 5 cm | 6 a 10 cm | > 10 cm |
| Cristalização | Amorfa | Linear | Parcial | Total |

### *Teste pós-coito (Sims-Huhner)*

O teste pós-coito é realizado na avaliação da qualidade do muco e da sobrevida do espermatozoide a nível cervical. Deve ser realizado na fase folicular aproximadamente 8 horas após o coito. Tem como objetivos verificar a adequação do coito e avaliar a interação muco-sêmen *in vivo* (penetração e sobrevivência espermáticas).

O teste é realizado no período pré-ovulatório, orientando-se os casais para que, após uma abstinência de 2 a 5 dias, tenham uma relação sexual 6 à 10h antes do exame. Os casais devem ser lembrados a não usar lubrificantes que possam conter agentes espermicidas. Chegando ao consultório, procede-se ao exame ginecológico com a colocação de espéculo e, a princípio, verifica-se a presença do lago seminal (nem sempre evidente). Da região do fundo de saco posterior, colhe-se com espátula uma amostra que é distendida em lâmina para análise posterior. Após delicada limpeza do orifício externo do colo uterino, verificam-se as características do muco cervical (abertura do orifício e volume) e colhem-se amostras do muco do orifício externo e do canal cervical próximo ao orifício interno com seringa de 3 ou 5 mL acoplada a uma sonda vesical número 6 ou 4 seccionadas com cerca de 4 a 5 cm de comprimento. Cada uma destas amostras é colocada em lâmina de vidro (ao mesmo tempo em que se verifica a filância) e recoberta por lamínula.

Procede-se, então, à leitura em microscópio óptico comum em campo de 400 aumentos. No material colhido do fundo vaginal identificam-se apenas espermatozoides imóveis. Fato que comprova ter havido a deposição do sêmen no fundo de saco vaginal. Nas lâminas que contem material colhido do colo verificaremos a presença de espermatozoides e de sua motilidade.

Depois de analisados um mínimo de 20 campos e estabelecidos uma média, os resultados do teste serão definidos da seguinte forma:

- Inadequado: muco cervical com escore < 8 ou ausência de espermatozoides na lâmina vaginal;
- Negativo: ausência de espermatozoides no muco, presença de espermatozoides na lâmina vaginal;
- Deficiente: espermatozoides presentes no muco, porém imóveis ou móveis não direcionais;

- Positivo: espermatozoides presentes no muco, móveis e direcionais. Pobre: de 1 a 5; Médio: de 6 a 10; Rico: > 10.

Considera-se como satisfatório o encontro de um teste positivo médio ou rico.

Na análise prospectiva do TPC é preciso certo cuidado. Testes alterados não significam necessariamente que a paciente não consiga engravidar; porém, testes considerados normais estão relacionados a índices significativamente maiores de gestação. Consideramos, portanto, de muito pouco valor, uma vez que a única informação precisa é de que houve o coito. Tem baixa acurácia e por isso não é realizado regularmente.

### *Biópsia endometrial*

Atualmente, a biópsia de endométrio é um exame de fácil execução, praticamente indolor, fornecendo algumas informações e não requerendo equipamentos sofisticados para a sua interpretação. Necessita, porém, de um patologista experiente, a fim de que se possa obter o maior número de subsídios úteis à interpretação clínica.

A coleta do material pode ser obtida através da cureta de Novak, sonda de Pipelle ou por uma sonda uretral número 8, adaptada a uma seringa de 20 ou 50 mL. Os achados endometriais nos fornecem informações sobre a presença de uma atividade proliferativa (ciclo anovulatório) ou secretora (ciclo ovulatório). Além disso, o patologista pode identificar o datamento do endométrio, isto é, comparar os padrões de endométrio de ciclos ovulatórios normais de 28 dias com a amostra enviada. Diante dos dados, podemos verificar se o endométrio estava em fase ou fora de fase. Geralmente a biópsia é realizada na fase lútea média (23º para um ciclo de 28 dias), época nas quais já se estabeleceram as principais modificações secretoras, quando a ação progestacional ainda é importante e próxima ao período fisiológico de implantação.

Concordância de datamento ou defasagens de até 2 dias são consideradas variações dentro da normalidade, enquanto que diferenças acima deste limite por dois ou mais ciclos consecutivos têm significado clínico: fase lútea inadequada. Para o datamento do endométrio, podemos realizar de 2 formas: (1) a partir do dia ovulatório: dosagem seriada de LH urinário ou plasmático, ultrassom seriado, método prospectivo); (2) a partir do primeiro dia de menstruação do próximo ciclo, método retrospectivo. Exemplificação deste método: biópsia colhida no 23º dia sendo que neste ciclo o intervalo menstrual foi de 31 dias. Portanto diferença de 8 dias. Na análise do patologista, frente aos padrões, a amostra correspondia ao 21º dia de um ciclo de 28 dias. Portanto diferença de 7 dias. Comparadas as diferenças (8 e 7) verificamos uma defasagem de um dia, nossa amostra apresentava um atraso de um dia – dentro da normalidade.

Mais do que isso, o patologista pode informar sobre presença de assincronia entre o componente glandular, vascular e estromal; a identificação de processos infecciosos específicos ou inespecíficos. Todas essas informações são importantes para traçar o planejamento terapêutico das pacientes.

Ultimamente a biópsia de endométrio vem sendo contestada por várias razões, principalmente porque em toda paciente submetida a tratamentos de infertilidade existe a necessidade do suporte de fase lútea, e a presença de gravidez em endométrios considerados fora de fase é muito comum na literatura.

## Capítulo 4

# Infertilidade por Fator Masculino

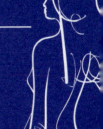

Marcos Sampaio
Matheus Roque
Selmo Geber

## Introdução

Infertilidade é definida como a ausência de gestação após um ano de relações sexuais sem uso de métodos contraceptivos. Aproximadamente 15% dos casais são incapazes de conceberem após um ano de relações sexuais não protegidas. O fator masculino é responsável, como causa isolada, em 40% dos casos de infertilidade conjugal e está associado a fatores femininos em outros 10%. Portanto, o fator masculino está envolvido em aproximadamente 50% dos casos de infertilidade conjugal. É importante salientar que 25% a 35% dos casais inférteis poderão engravidar de maneira natural em algum momento. Taxas de gravidez de 23% são relatadas nos 2 primeiros anos e outros 10% engravidarão em mais 2 anos. De maneira geral, em casais inférteis não azoospérmicos, uma taxa de gravidez de 1% a 3% por mês pode ser esperada.

Quando o fator masculino está presente em um casal infértil, deve ser realizada uma avaliação como em qualquer outra doença: história clínica completa e exame físico, seguidos de exames laboratoriais. Esta avaliação dará um diagnóstico diferencial e dependendo deste, podem ser necessários exames adicionais.

A infertilidade masculina pode ser causada por condições identificáveis e reversíveis ou casos com uma condição identificável, porém irreversível. Em 30% a 40% dos casos, nenhum fator causal é identificado e estes são definidos como infertilidade idiopática. Alguns destes casos podem ser consequentes à disruptores endócrinos como resultado da poluição ambiental, espécies reativas de oxigênio ou anormalidades genéticas. Em alguns casos, apesar de uma análise seminal normal, o paciente tem um sêmen com alteração em sua função, diminuindo o potencial de fertilidade. A fertilidade do homem pode estar reduzida como uma consequência de: anormalidade urogenital congênita ou adquirida; infecções do trato genital; aumento da temperatura escrotal; distúrbios endócrinos; anormalidades genéticas; fatores imunológicos.

A identificação e o tratamento de condições reversíveis podem melhorar a fertilidade do paciente e até mesmo possibilitar uma concepção natural. A identificação de causas genéticas permite ao casal ser informado sobre as possíveis repercussões para a prole deste casal em casos de gestação. Em alguns casos, a infertilidade pode ser o fator inicial ou estar associado a outras doenças importantes como tumores testiculares ou tumores pituitários. A falha na identificação destas doenças pode levar a graves consequências.

Os objetivos da avaliação masculina são identificar:
- Condições potencialmente reversíveis;
- Condições irreversíveis, mas que não impedem a realização de tratamento de reprodução assistida com o sêmen do próprio paciente;

- Condições irreversíveis onde não será possível a utilização do sêmen do parceiro e será necessário uso do banco de sêmen ou adoção;
- Patologias médicas associadas à infertilidade;
- Anormalidades genéticas e cromossômicas que podem afetar a saúde da prole se técnicas de reprodução assistida forem aplicadas.

Quando a etiologia específica é definida, o tratamento deve ser direcionado a esta doença. Infelizmente, em muitos casos não é possível identificar a causa subjacente à alteração seminal. Nestas situações, tanto tratamentos empíricos ou técnicas como inseminação intrauterina (IIU), fertilização *in vitro* (FIV) ou a injeção intracitoplasmática de espermatozoides (ICSI) podem ser empregadas. É importante que o médico esteja familiarizado com as indicações e limitações de cada uma destas técnicas para manusear o casal da melhor maneira possível.

Os principais fatores de infertilidade estão apresentados na Tabela 4.1.

**Tabela 4.1:** Principais fatores de infertilidade

| | |
|---|---|
| Infertilidade masculina idiopática | 31% |
| Criptorquidia | 7,8% |
| Infecção urogenital | 8% |
| Fatores sexuais e ejaculatórios | 5,9% |
| Doenças sistêmicas | 3,1% |
| Varicocele | 15,6% |
| Hipogonadismo | 8,9% |
| Fatores imunológicos | 4,5% |
| Fatores obstrutivos | 1,7% |
| Outras anormalidades | 5,5% |

A avaliação inicial do parceiro deve ser realizada através de história médica/reprodutiva e 2 amostras seminais colhidas com um intervalo de, pelo menos, 1 mês. Uma avaliação completa por um urologista ou especialista em reprodução deve ser realizada se a avaliação inicial identifica alguma alteração na história reprodutiva ou uma análise seminal alterada. Uma avaliação mais detalhada também deve ser realizada em casos de infertilidade sem causa aparente e em casais onde existe um fator feminino tratável e depois do tratamento a infertilidade permanece. Baseado nos resultados da avaliação completa, o médico pode recomendar procedimentos e testes adicionais para tentar esclarecer a etiologia da infertilidade. Estes testes podem incluir outras análises seminais, avaliação endocrinológica, avaliação urinária pós-ejaculatória, ultrassonografia, testes seminais e espermáticos específicos e *screening* genético.

- Fatores prognósticos
  - Duração da infertilidade;
  - Infertilidade primária ou secundária;
  - Resultados da análise seminal;
  - Idade e padrão de fertilidade da parceira.

## História

Uma história médica detalhada deve ser realizada, devendo ser explorado todos os possíveis fatores relacionados à infertilidade, incluindo história reprodutiva, médica, cirúrgica, estilo de vida e possíveis fatores de exposição tóxicos às gônadas. Importante questionar a respeito da qualidade da ereção e da ejaculação.

Inicialmente deve ser avaliado o tempo de infertilidade e os detalhes de gestações prévias no relacionamento atual ou anterior, tratamentos prévios e uso de métodos contraceptivos. Importante avaliar a frequência e qualidade de relações sexuais do casal. Enfatizar ao casal que não é necessário que a relação ocorra no momento exato da ovulação, uma vez que o sêmen permanece viável no trato reprodutor feminino por 48h ou mais, sendo que a gestação pode ocorrer com a relação sexual ocorrendo até 5 dias antes da ovulação. Se o casal mantiver relações a cada 2 ou 3 dias, próximo ao período ovulatório, o ciclo estará coberto de maneira adequada. Isto assegura que esperma viável esteja presente no trato reprodutivo feminino durante o período de 12-24h no qual o óvulo é viável nas trompas e capazes de serem fertilizados. Se as relações ocorrerem com um intervalo de tempo muito curto, quantidades inadequadas de espermatozoides serão depositadas na vagina. De maneira inversa, se as relações forem com intervalos muito longos, o período ovulatório poderá não ser coberto. Vale a pena ressaltar que o momento em que ocorre a relação em relação ao período da ovulação, não tem relação com o sexo da criança.

Condições clínicas e doenças que ocorreram na infância podem ser importantes fatores de infertilidade masculina. Criptorquidismo bilateral leva a diminuição da espermatogênese e mesmo o unilateral pode estar relacionado à infertilidade. A orquidopexia deve ser realizada em idade precoce, geralmente abaixo dos dois anos de idade. Quando realizada em estágio pós-puberal, o testículo permanecerá sem função reprodutiva e não aumentará o potencial de fertilidade.

Trauma e torsão testicular podem levar à atrofia testicular, sendo que aproximadamente 30% a 40% dos homens podem apresentar alteração nos padrões seminais. Passado de cirurgia pélvica e retroperitonial prévias podem levar a distúrbios eréteis e/ou ejaculatórios. Dissecção linfinodal retroperitonial, como por exemplo, para casos de câncer de testículo podem lesar a inervação simpática e consequente falha na emissão ou ejaculação retrógrada. Modificações nas técnicas cirúrgicas com cirurgias preservadoras de nervos, tem diminuído as consequências desta cirurgia em relação à distúrbios ejaculatórios. Cirurgias que envolvem o colo vesical podem resultar em ejaculação retrógrada. Pode ocorrer lesão de vaso deferente durante herniorrafia inguinal, principalmente quando realizada durante a infância.

Histórico de infecções urinárias e doenças sexualmente transmissíveis devem ser sempre questionados. Com relação à caxumba, quando ocorre na fase pré-puberal não parece ter muita importância, porque a maturidade celular testicular não está completa. Porém, quando ocorre após os 11 ou 12 anos pode ocorrer uma lesão testicular grave, incluindo importante fibrose ou atrofia testicular. A orquite unilateral ocorre em aproximadamente 10% a 30% dos pacientes com caxumba. A orquite pode ser bilateral em 20% a 60% dos casos.

A ausência ou baixo volume do ejaculado leva a pensar em ejaculação retrógrada, hipogonadismo, obstrução de ductos ejaculatórios ou hipoplasia congênita / ausência de vasos deferentes e vesícula seminal. O diabetes e a esclerose múltipla podem causar alterações na ereção ou na função ejaculatória. Qualquer doença que resulte em febre ou viremia pode causar alteração na espermatogênese. Assim, quando um paciente apresenta alteração nos parâmetros seminais com associação de condição clínica importante nos 3 meses antes da realização do exame, nova mostra deve ser colhida para definição do padrão seminal. A história de infecções crônicas do trato respiratório superior com defeitos graves de motilidade pode estar associada à discinesia ciliar primária. Quando associada ao *situs inversus*, é conhecida como síndrome de Kartagener. A associação de infecção respiratória recorrente e azoospermia podem estar relacionadas à síndrome de Young. Nesta situação pode ocorrer obstrução epididimária secundária ao excesso de secreções. Em praticamente todos os pacientes com história clínica de fibrose cística, ocorre agenesia bilateral de deferentes. História de cefaleias recorrentes, galactorreia, alterações no campo de visão, levantam a suspeita de tumores hipofisários. A síndrome de Kallmann é uma forma congênita de hipogonadismo hipogonadotrófico associado à anosmia.

O uso de drogas ilícitas ou lícitas (como a álcool e a nicotina) pode afetar a produção e qualidade dos espermatozoides. Diversos fármacos como, por exemplo, nitrofurantoína, cimetidina, sulfasalazina, benzodiazepínicos entre outros, podem levar à alteração da espermatogênese que em boa parte dos casos retorna ao normal após a cessação do uso destas substâncias. O uso de esteroides anabolizantes pode levar ao hipogonadismo hipogonadotrófico. A função hormonal pode voltar ao normal após a suspensão destas substâncias, embora não seja o mais comum. A exposição a pesticidas pode ser gonadotóxico. A exposição a altas temperaturas também pode levar a alterações da espermatogênese.

O câncer testicular pode se relacionar com a infertilidade antes ou depois do seu tratamento. Aproximadamente 50% dos pacientes com câncer testicular apresentam alterações seminais antes da quimio ou radioterapia. Após uso de cisplatina, muitos pacientes apresentarão azoospermia. Muitos recuperam a produção espermática dentro de quatro anos. A radioterapia, dada a pacientes com seminomas testiculares, leva a alteração na espermatogênese 4 a 6 meses após o término do tratamento. Muitos retornam ao padrão pré-tratamento dentro de dois anos. Pacientes com leucemia, linfomas e outros tumores sólidos podem apresentar alterações no padrão seminal. Muitos pacientes com doença de Hodgkin's e leucemia ficam azoospérmicos após a quimioterapia, porém nem sempre de maneira permanente. A recuperação da espermatogênese, quando ocorre, pode levar 4 a 5 anos após o término da quimioterapia ou radioterapia para que ocorra.

# Exame físico

Avaliar o padrão de virilização e características sexuais secundárias. Doenças endocrinológicas podem ser sugeridas por alterações nas características relacionadas androgenização. O excesso de estrógenos ou alteração na relação estrógenos: andrógenos podem levar à ginecomastia.

Avaliar a presença de curvatura peniana e posição do meato uretral. Alterações anatômicas do pênis podem estar associadas a disfunções da produção de espermatozoides. Realizar avaliação da posição, volume e consistência testicular e presença de possíveis nódulos testiculares. Em homens normais, o volume testicular deve ser > 20 mL ou o maior eixo testicular > 4 cm.

Examinar a região epididimária atenciosamente, avaliando cabeça, corpo e cauda. Obstruções dos ductos genitais podem ser identificadas com a presença de um epidídimo túrgido.

Inspeção e palpação de cordão espermático para avaliação de varicocele (exame deve ser realizado com paciente em posição ortostática) e presença ou ausência do deferente, assim como áreas de atrofia ou nodulações deste. A varicocele tem seu diagnóstico clínico e pode ser: Grau 1 – palpável apenas com manobra de Valsalva; Grau 2 – palpável em posição ortostática sem manobra de Valsalva; Grau 3 – visível em posição ortostática. A varicocele deve diminuir de graduação ou seu volume quando o paciente estiver em posição supina. Caso não ocorra, devemos pensar em lipoma de cordão ou obstrução de veia cava secundária a tumor retroperitonial ou renal.

Em algumas situações o toque retal pode estar indicado, como, por exemplo, para avaliação prostática e estruturas adjacentes para avaliação de cistos ou dilatação de vesícula seminal.

# Investigação laboratorial
## Análise seminal

A avaliação seminal é fundamental na avaliação de infertilidade. Todos os pacientes devem ter pelo menos 2 ou 3 amostras seminais. Porém, é importante frisar que a avaliação seminal não é um atestado de fertilidade ou infertilidade. Exceto em casos de azoospermia, a avaliação seminal não permite a separação dos pacientes em estéreis ou férteis. O que ocorre é uma diminuição na probabilidade de concepção natural a medida que os parâmetros seminais declinam.

Quando a análise seminal está normal de acordo com os critérios da OMS (Tabela 4.2), uma única análise é suficiente. Se os resultados estão anormais em pelo menos 2 análises, deve ser realizada uma avaliação andrológica completa. As alterações mais comuns estão descritas na Tabela 4.3.

**Tabela 4.2:** Referências OMS para análise seminal – limites inferiores (percentil 5) – 5ª Edição – 2010

| Parâmetros | Limite inferior de referência |
|---|---|
| Volume seminal (mL) | 1,5 |
| No. total de espermatozoides ($10^6$ por ejaculado) | 39 |
| Concentração espermática ($10^6$ / mL) | 15 |
| Motilidade total (PR + NP, %) | 40 |
| Motilidade progressiva (PR, %) | 32 |
| Vitalidade (espermatozoides vivos, %) | 58 |
| Morfologia (formas normais, %) | 4 |

**Tabela 4.3:** Distribuição de anormalidades em pacientes inférteis

| Alteração | Porcentagem |
|---|---|
| Normal | 14 |
| Azoospermia | 14 |
| Alterações em múltiplos parâmetros | 49 |
| Alteração em 1 único parâmetro | |
| Astenospermia | 6 |
| Teratospermia | 4 |
| Oligospermia | 4 |
| Baixo volume | 7 |
| Piospermia | 2 |

Definições:

- Oligozoospermia: < 15 milhões de espermatozoides/mL;
- Astenozoospermia: < 32% de espermatozoides móveis;
- Teratozoospermia: < 4% de formas normais.

## Avaliação hormonal

O objetivo da avaliação hormonal é identificar alterações que possam ser responsáveis pela infertilidade e em alguns casos como fator prognóstico. A infertilidade de causa hormonal ocorre em baixa frequência, afetando de 1% a 3% dos pacientes inférteis. Existem controvérsias em quando indicar a avaliação hormonal. Uma causa hormonal raramente está presente em concentrações espermáticas acima de 10 milhões/mL. Assim, uma avaliação básica com FSH sérico e testosterona basal devem ser feita em pacientes com concentrações espermáticas abaixo deste valor, ou quando a anamnese e avaliação física indicarem ou quando o paciente apresentar alguma alteração na função sexual. Se esta avaliação inicial apresentar-se alterada, deverá ser realizadas medidas de nova testosterona total e livre calculada (fração biodisponível), prolactina e LH. A relação entre os valores de FSH, LH e testosterona, ajudam a identificar a condição clínica presente (Tabela 4.4). A presença de uma dosagem de FSH normal não exclui alteração na espermatogênese.

**Tabela 4.4:** Perfil hormonal e diagnóstico clínico

| Clínica | FSH | LH | Testosterona |
|---|---|---|---|
| Normal ou obstrução | Normal | Normal | Normal |
| Falência espermatogênica | ↑ | Normal | Normal |
| Falência testicular | ↑ | ↑ | Normal ou ↓ |
| Hipogonadismo hipogonadotrófico | ↓ | ↓ | ↓ |

## *Screening* genético

Cariótipo e pesquisa de microdeleção de cromossomo Y devem ser oferecidos a todos os pacientes com azoospermia não obstrutiva ou oligozoospermia grave. O aconselhamento genético deve ser oferecido quando existe uma suspeita de alteração genética no homem ou na mulher e deve ser realizado quando uma anormalidade genética é detectada. Homens com agenesia congênita bilateral de vasos deferentes devem ser orientados a aconselhamento genético e teste para mutações no gene regulador de condutância transmembrana (CFTR). Também deve ser oferecida avaliação da mutação do CFTR para a parceira antes da realização de tratamentos de reprodução assistida. Exames de imagem para anormalidades renais devem ser sugeridos para pacientes com agenesia unilateral ou bilateral de deferente sem evidências de alterações no CFTR. Não existe um consenso a respeito do número de mutações que deve ser pesquisado.

## Análise urinária pós-ejaculatória

Um baixo volume ou ausência de ejaculado sugere ejaculação retrógrada, falha na emissão, obstrução de ducto ejaculatório, hipogonadismo ou agenesia bilateral de vasos deferentes (CBAVD). Com a possibilidade de identificar uma ejaculação retrógrada, deve ser realizada a análise urinária pós-ejaculação para homens com volume ejaculatório menor que 1 mL (deve ser excluído previamente falha na maneira de colher o sêmen e tempo de abstinência curto) e que não tenha sido diagnosticado com CBAVD ou hipogonadismo. A análise é realizada após a centrifugação da amostra por 10 minutos a, pelo menos,

300x g, e avaliar microscopicamente ao aumento de 400x. A presença de qualquer espermatozoide na análise de pacientes azoospérmicos ou aspérmicos é sugestiva de ejaculação retrógrada. Números significantes (não existe um consenso sobre este número) de espermatozoides devem ser encontrados na análise em pacientes com oligospermia para sugerir o diagnóstico de ejaculação retrógrada.

## Ultrassonografia

### Transretal

Está indicada em pacientes azoospérmicos e com vasos deferentes palpáveis e volume ejaculatório normal para definir se existe obstrução de ductos ejaculatórios. Alguns especialistas recomendam sua realização em pacientes oligospérmicos com baixo volume ejaculatório, vasos deferentes presentes e volume testicular normal a fim de identificar possível obstrução parcial dos ductos ejaculatórios.

### Escrotal

Deve ser realizado quando o exame físico escrotal adequado não é possível ou quando existe a suspeita de alguma massa testicular.

## Testes de integridade do DNA espermático

Estes testes são realizados para avaliar o grau de fragmentação do DNA espermático. A integridade do DNA tem sido avaliada para correlacionar com a incapacidade de gestação de maneira natural, IUI, FIV/ ICSI. Em geral, apresentam baixa sensibilidade e alta especificidade. Atualmente, não existem dados suficientes na literatura para estabelecerem a avaliação da integridade do DNA espermática como uma avaliação de rotina. Em casos específicos pode apresentar uma ferramenta útil na tentativa de elucidar possíveis falhas de tratamentos e mesmo tentar corrigir os possíveis fatores causais desta alteração.

## Espécies reativas de oxigênio

São geradas tanto pelos leucócitos seminais como por células espermáticas (principalmente imaturas) e podem interferir na função espermática através da peroxidação das membranas lipídicas espermáticas e criação de peroxidases tóxicas. Têm papel importante na fisiologia da capacitação espermática, porém quando em quantidades elevadas passam a ser prejudiciais. Sua elevação está relacionada com fator de infertilidade. Controvérsias existem com relação a qual o melhor método de avaliá-las; qual o papel destas substâncias tanto na possibilidade de gestação natural como nos resultados dos tratamentos de reprodução assistida; e quando e quais tipos de terapias são efetivos na diminuição das espécies reativas de oxigênio. Ainda não existem dados suficientes na literatura para indicar o uso rotineiro dos testes para espécies reativas de oxigênio na avaliação do casal infértil.

## Leucócitos seminais

Elevação de leucócitos seminais está associada a deficiências na função e motilidade espermática. Muitos laboratórios reportam de maneira inadequada a presença de células redondas como sendo leucócitos. É necessária a diferenciação entre leucócitos e células germinativas imaturas quando da presença de células redondas na análise seminal. Os pacientes com leucocitospermia/piospermia (> 1 milhão de leucócitos/mL) devem ser avaliados para inflamações e infecções do trato genital.

### Anticorpos antiespermatozoides

Os fatores de risco para a presença destes anticorpos incluem a obstrução ductal, infecções do trato genital prévias, trauma testicular, vaso-vasostomia ou vasoepididimostomia prévias. Deve ser considerado quando existe astenospermia isoladamente ou aglutinação espermática. Alguns médicos recomendam sua investigação em casos de infertilidade sem causa aparente. Tem sido muito pouco utilizada atualmente.

### Testes de viabilidade espermática

Identificam entre os espermatozoides imóveis quais são viáveis e têm sua membrana intacta. Deve ser realizado quando > 50% de espermatozoides imóveis na análise seminal. Espermatozoides imóveis, porém viáveis podem ser utilizados para a realização de ICSI.

## FATORES ETIOLÓGICOS

### Deficiência testicular/falência espermatogênica

É a forma mais frequente de infertilidade masculina. Pode ter diferentes etiologias e apresentar-se clinicamente como oligoastenoteratozoospermia grave e até mesmo azoospermia não obstrutiva. Necessário descartar doenças do eixo hipotalâmico-hipofisário e obstruções do trato genital.

As principais causas são:

- Congênitos:
  - Anorquia;
  - Disgenesia testicular / criptorquidismo;
  - Anormalidades genéticas.
- Adquiridos:
  - Trauma;
  - Torção testicular;
  - Orquites;
  - Fatores exógenos (fármacos, drogas ilícitas, irradiação, calor);
  - Doenças sistêmicas (cirrose hepática, insuficiência renal);
  - Varicocele;
  - Cirurgias que podem afetar a vascularização testicular.
- Idiopáticos.

Na investigação deve estar incluída a análise seminal e em casos específicos as determinações hormonais e até mesmo a necessidade de biópsia testicular em casos de azoospermia não obstrutiva (ANO). A biópsia testicular pode ser realizada como um diagnóstico histológico ou pode ser parte do tratamento ICSI. Nestes casos de ANO a espermatogênese pode ser focal, podendo ser encontrados espermatozoides em 50% a 60% dos pacientes e que poderão ser usados para a ICSI. Existe uma evidente correlação entre a histologia testicular e a possibilidade de espermatozoides serem encontrados. Nos casos de hipoespermatogênese, são encontrados espermatozoides em até 80% dos casos; nos casos de parada de maturação em aproximadamente 50% dos casos; nos casos de *Sertoli-cell only Syndrome*, aproximadamente 10% a 20% dos casos. Os resultados de estudos são controversos quando avaliados a correlação entre a chance de encontrar espermatozoides e os níveis de FSH, inibina B ou volume testicular. O melhor fator prognóstico realmente é a histologia testicular. Em casos de microdeleções nas regiões AZFa e AZFb a chance de recuperação de espermatozoides é praticamente nula. A biópsia testicular pode ser realizada por diversas técnicas: TESE (*testicular sperm extraction*) é a técnica de escolha, sendo realizada de maneira aberta e preferencialmente com a retirada de múltiplos fragmentos testiculares; micro-TESE (microdissecção testicular) pode aumentar as taxas de recuperação em relação a TESE; TEFNA (*testicular fine-needle aspiration*) resulta em menores taxas de sucesso. Nos casos de azoospermia obstrutiva (AO) pode ser realizada a recuperação de espermatozoides diretamente no epidídimo através de uma punção do epidídimo (PESA), ou através de uma microcirurgia (MESA). Os resultados de tratamentos de ICSI são semelhantes quando o sêmen é obtido no epidídimo ou no testículo em pacientes com AO.

## Doenças genéticas

As anormalidades genéticas podem causar infertilidade devido a alteração na produção ou no transporte dos espermatozoides. Os três fatores genéticos mais comuns relacionados à infertilidade masculina são: 1) mutações no gene da fibrose cística associada à agenesia congênita dos vasos deferentes; 2) anormalidades cromossômicas resultando em alteração na função testicular; 3) microdeleções do cromossomo Y associados a alterações isoladas na espermatogênese.

Azoospermia e oligozoospermia grave podem estar associados a alterações genéticas. Os homens com azoospermia não obstrutiva devem ser informados que podem apresentar alterações cromossômicas ou microdeleções do cromossomo Y. Homens com azoospermia secundária à agenesia bilateral congênita de vasos deferentes (CBAVD) devem ser informados que provavelmente apresentem alterações no gene regulador da condutância transmembrana da fibrose cística (CFTR).

### *Mutações no gene da fibrose cística*

Existe uma forte associação entre CBAVD e mutações no gene CFTR, que está localizado no cromossomo 7. Praticamente todos os pacientes com fibrose cística clínica apresentam CBAVD. Aproximadamente dois terços dos homens com CBAVD apresentam mutações no gene CFTR. A falha em identificar alguma mutação do CFTR não exclui a possibilidade do paciente apresentar alguma mutação não identificada nos exames realizados atualmente. É sempre importante testar a parceira com relação a estas mutações antes de realizar um tratamento que utilizará espermatozoides deste paciente, devido ao risco da mulher ser portadora desta mutação. Além disso, azoospermia em pacientes com obstrução bilateral congênita dos epidídimos e agenesia unilateral de deferente também podem estar associadas às anormalidades do gene CFTR. Aproximadamente 25% dos pacientes com agenesia unilateral do deferente e 10% dos com CBAVD têm associada agenesia renal unilateral que pode ser identificada na ultrassonografia abdominal.

## Anormalidades cromossômicas

A frequência das anormalidades cromossômicas é inversamente proporcional à concentração espermática. Está presente em 10% a 15% dos homens azoospérmicos, aproximadamente em 5% dos oligozoospérmicos e em aproximadamente 1% dos normozoospérmicos. A alteração mais frequente, que ocorre em dois terços dos casos é a síndrome de Klinefelter. Alterações estruturais dos cromossomos autossômicos, como inversões e translocações, também são observadas em maior frequência em pacientes inférteis do que na população em geral. Quando uma alteração cariotípica importante está presente, existe maior risco de abortos e de gestações com crianças com anormalidades cromossômicas ou genéticas. O cariótipo deve ser oferecido a todos os homens com ANO ou oligozoospermia grave antes da realização da ICSI com o sêmen destes pacientes.

## Microdeleções do cromossomo Y

As microdeleções do cromossomo Y podem ser encontradas em 10% a 15% dos homens com azoospermia ou oligozoospermia grave. Essas microdeleções são muito pequenas para serem identificadas no cariótipo normal, mas podem ser identificadas usando técnicas de PCR adequadas analisando o cromossomo Y. A maioria dessas alterações ocorre no braço longo do cromossomo Y (Yq11). Essas regiões foram denominadas AZFa (proximal), AZFb (central) e AZFc (distal). Essas e outras regiões possuem múltiplos genes responsáveis pela espermatogênese. Por exemplo, o gene DAZ (*deleted in azoospermia*) que codifica um fator de transcrição usualmente presente em homens férteis, está localizado na região AZFc. Quando a microdeleção ocorre na região AZFc, muitos pacientes terão uma produção de espermatozoides suficientes para apresentar espermatozoides no ejaculado, apesar de uma oligozoospermia grave. Outros pacientes com deleções na região AZFc serão azoospérmicos, mas ainda terão produção de espermatozoides, suficientes para serem encontrados na biópsia testicular. Deleções nas regiões AZFb e AZFa estão associadas a maus prognósticos ou praticamente impossibilidade de encontrar espermatozoides na biópsia testicular. Filhos de pacientes com microdeleções podem herdar a microdeleção e consequentemente serem inférteis. A microdeleção do cromossomo Y não parece estar associada a outros problemas de saúde. A análise de microdeleção do cromossomo Y deve ser oferecida aos pacientes com ANO ou oligozoospermia grave que irão realizar ICSI com espermatozoide próprio.

## AZOOSPERMIA

A prevalência da azoospermia é de aproximadamente 1% nos homens em geral e varia entre 10% e 15% entre os homens inférteis. Pode ser secundária à estimulação hormonal inadequada (hipogonadismo hipogonadotrófico), alterações na espermatogênese ou processo obstrutivo. A avaliação deve ser realizada para definir se a azoospermia é obstrutiva ou não obstrutiva (alteração na espermatogênese). O diagnóstico inicial é estabelecido quando nenhum espermatozoide pode ser identificado no exame microscópico após centrifugação (15 minutos a 3.000x g ou maior) do fluído seminal em pelo menos 2 ocasiões separadas. Inicialmente deve ser realizada a centrifugação da amostra inicial e posterior reavaliação. A presença de espermatozoides após a centrifugação passa a ser definida como criptozoospermia.

A avaliação do homem azoospérmico visa identificar a causa e possíveis tratamentos para a causa subjacente. As causas podem ser divididas em 3 categorias principais:

- Pré-testicular:
  - Anormalidades endocrinológicas (falência testicular secundária) – raras.
- Testicular:
  - Alterações na espermatogênese intrínseca aos testículos (falência testicular primária).
- Pós-testicular:
  - Disfunções ejaculatórias;
  - Obstruções ductais – impede de o espermatozoide atingir o meato uretral e pode ser identificado em até 40% dos pacientes azoospérmicos.

As causas pré e pós-testiculares são potencialmente corrigíveis, as causas testiculares geralmente não são. Uma exceção seria a espermatogênese alterada associada à varicocele.

O primeiro fator a ser avaliado é a presença ou não dos vasos deferentes, pois a agenesia bilateral de vasos deferentes é uma causa frequente de azoospermia obstrutiva.

# VARICOCELE

É uma dilatação anormal das veias do plexo pampiniforme e está presente em 15% dos homens na população em geral, aproximadamente em 40% dos homens com infertilidade primária e em até 70% a 80% dos homens com infertilidade secundária. O refluxo venoso e o aumento da temperatura testicular têm um importante papel na disfunção testicular causada pela varicocele, apesar de os mecanismos fisiopatológicos exatos ainda não foram completamente elucidados.

O diagnóstico da varicocele é clínico, deve ser realizado examinando o paciente em posição ortostática e sua classificação é a seguinte:

Grau 1: palpável apenas com a manobra de Valsalva;

Grau 2: palpável sem Valsalva, mas não visível;

Grau 3: visível e palpável em repouso;

Subclínica: não é palpável nem visível com a manobra de Valsalva, identificada em exame ultrassonográfico com Doppler.

Apenas os graus 2 e 3 estão claramente associados à infertilidade. Assim, exames complementares (p. ex.: Doppler) não devem ser realizados em pacientes sem varicocele clínica.

Quando abordamos o tratamento da varicocele é muito importante separar as vantagens da cirurgia no que se refere a tentativa de evitar a agressão contínua ao testículo e o resultado da cirurgia para a obtenção da gestação.

A indicação de tratamento em adolescentes é a presença de varicocele grau 2 ou 3 e assimetria testicular. Em paciente adulto sem parceira fixa ou que não está tentando gravidez naquele momento, mas com desejo reprodutivo futuro, deve ser indicado quando varicocele graus 2 e 3 e alterações em pelo menos 2 espermogramas. Quando consideramos um homem de um casal com desejo de gravidez, o tempo de infertilidade e a idade da parceira são essenciais para a decisão sobre o tratamento cirúrgico, não sendo indicados quando a mulher tem idade superior a 35 anos ou o tempo de infertilidade é maior que três anos. Pode estar indicado quando: 1) varicocele palpável no exame físico escrotal (Grau 2 ou 3); 2) o casal apresenta infertilidade; 3) a parceira não apresenta alterações nos exames avaliados para infertilidade ou apresenta uma causa tratável; 4) o homem apresenta alterações nos parâmetros seminais OU nos testes de função espermática (p. ex.: fragmentação de DNA).

Não está indicado o tratamento da varicocele para infertilidade quando a avaliação seminal e testes de função espermática são normais e em casos de varicocele subclínica. Homens adultos jovens com varicocele, mas com sêmen normal, estão sob o risco de disfunção testicular progressiva e deve ser oferecida avaliação a cada 1 ou 2 anos.

O tratamento cirúrgico da varicocele através da cirurgia, IUI e FIV/ICS são opções de tratamentos para casais com infertilidade e fator masculino associado a esta doença. A cirurgia tem o potencial de reverter uma condição patológica e atingir uma cura permanente da infertilidade. O não tratamento ou insucesso no tratamento da varicocele pode resultar em declínio progressivo dos parâmetros seminais comprometendo ainda mais a fertilidade futura.

A varicocelectomia geralmente não tem indicação quando um tratamento de reprodução assistida já tem indicação devido ao fator feminino. Porém, existem situações onde o reparo da varicocele pode ser realizado mesmo quando o tratamento indicado já é o FIV/ICSI. O reparo da varicocele tem sido mostrado como responsável pela presença de espermatozoides em ejaculados de pacientes com azoospermia não obstrutiva (ANO) ou que aumenta as chances de recuperação de espermatozoides em biópsias testiculares quando a ANO é devido à hipoespermatogênese ou a parada de maturação. Porém, a varicocelectomia ainda é controversa nos casos de ANO.

A correção da varicocele pode ser realizada por meio de cirurgia ou embolização percutânea. O reparo cirúrgico pode ser realizado por via retroperitonial, inguinal, laparoscópica ou subinguinal microcirúrgica. Esta última parece trazer os melhores resultados e os menores índices de complicações e recidiva. A embolização percutânea é realizada através da embolização das veias espermáticas internas que apresentam refluxo.

O tratamento cirúrgico cura aproximadamente 90% dos casos de varicocele. Os resultados da embolização percutânea são variáveis e dependentes da experiência do radiologista. Uma metanálise recente mostrou que a correção cirúrgica da varicocele melhora significativamente os parâmetros seminais em homens com alteração seminal prévia e varicocele grau 2 ou 3. Existe, porém, um grande debate se a correção da varicocele aumenta as taxas de gravidez em relação ao não tratamento.

# HIPOGONADISMO

O hipogonadismo é caracterizado pela alteração da função testicular que pode afetar a espermatogênese e/ou a síntese de testosterona. Os sintomas dependem do grau da deficiência androgênica e se a condição se desenvolve antes ou após o desenvolvimento dos caracteres sexuais secundários. A etiologia e os mecanismos patogênicos do hipogonadismo podem ser divididos em três categorias:

- Hipogonadismo primário (hipergonadotrófico) secundário à falência testicular;

- Hipogonadismo secundário (hipogonadotrófico) causado por insuficiente liberação de GnRH e/ou secreção de gonadotrofinas (FSH,LH).

É geralmente aceito que os pacientes com hipogonadismo primário ou secundário associado ao hipoandrogenismo devem receber terapia de substituição de testosterona.

## INFECÇÃO DE GLÂNDULAS SEXUAIS ACESSÓRIAS

As infecções do trato urogenital masculino são uma causa de infertilidade potencialmente curável. A OMS considera a uretrite, prostatite, orquite e epididimite como infecções das glândulas sexuais acessórias masculinas. Os dados disponíveis são controversos com relação ao efeito direto destas infecções e a infertilidade masculina. Tratamentos com antibióticos geralmente apenas erradicam os micro-organismos, mas não revertem as alterações anatômicas e déficits funcionais. O que é bem estabelecido é o risco de transmissão destas doenças para a parceira e consequente desenvolvimento de fator tubário ou peritoneal de infertilidade feminina.

## TUMORES DE CÉLULAS GERMINATIVAS E MICROCALCIFICAÇÃO TESTICULAR

Os tumores testiculares de células germinativas (TTCG) são os mais frequentes em homens de 15 a 40 anos de idade e afeta aproximadamente 1% dos homens subférteis. Normalmente, os tumores seminomatosos e não seminomatosos são precedidos pelo carcinoma *in situ* (CIS), e os CIS não tratados podem eventualmente evoluir para tumores invasivos. Criptorquidia e hipospádia estão associados a um risco aumentado de câncer de testículo. A microlitíase testicular evidenciada em ultrassonografias pode estar associada com os tumores de células germinativas e CIS testicular. Existe uma relação entre os TTCG e alterações nos parâmetros seminais, mesmo antes do diagnóstico de câncer. O tratamento cirúrgico e adjuvante dos TTCG pode resultar em piora ainda maior da qualidade seminal e até mesmo azoospermia. Pacientes que irão se submeter aos tratamentos para a neoplasia devem realizar a criopreservação seminal antes do tratamento. Além da falência espermatogênica, os pacientes com TTCG apresentam uma disfunção das células de Leydig mesmo no testículo contralateral. Assim, o risco de hipogonadismo é ainda maior nos pacientes tratados. O risco de hipogonadismo é maior naqueles pacientes submetidos a 3 ou mais ciclos de quimioterapia e em pacientes submetidos à radioterapia retroperitonial. Este risco é mais pronunciado nos primeiros 6-12 meses de tratamento.

A microcalcificação do parênquima testicular (MT) pode ser observada em 0,6% a 9% dos homens que se submetem a uma ultrassonografia testicular. A real incidência na população geral é incerta, porém provavelmente seja muito rara. O achado ultrassonográfico de microcalcificações testiculares é comum em pacientes com TTCG, criptorquidia, disgenesia testicular, infertilidade, torção ou atrofia testicular, síndrome de Klinefelter, hipogonadismo, pseudo-hermafroditismo masculino, varicocele, cistos epididimarios, microlitíase pulmonar e linfoma não Hodgkin. A relação entre as MT e infertilidade é incerta, porém provavelmente relacionadas a disgenesia testicular. As células degeneradas ficariam retidas dentro de túbulos seminíferos obstruídos e ocorreria uma falha das células de Sertoli em reabsorver os debris com consequente formação de calcificações. A incidência de MT em pacientes com TTCG é de 6% a 46%. Biópsias testiculares de homens com MT evidenciam alta incidência de CIS, principalmente quando as microcalcificações são bilaterais. Porém, as MT são mais frequentemente encontradas em doenças testiculares benignas e as microcalcificações em si, não são malignas. Os pacientes com maior risco de apresentarem alterações malignas são homens inférteis e MT bilateral, testículo atrófico, testículos ectópicos e aqueles com história de TTCG e MT contralateral.

# Reversão de Vasectomia

A vasectomia é um procedimento de esterilização cirúrgica masculina eletiva, em que é realizada a obstrução ou retirada de porção dos vasos deferentes. Apesar de inicialmente ser realizada com o objetivo de esterilização permanente, sua reversão pode ser discutida em casos de homens que desejam recuperar o seu potencial de fertilidade. Porém ela não deve ser realizada em todos os casos e vários fatores relacionados às possibilidades de sucesso devem ser discutidos antes de sua realização. Apesar de ser tecnicamente possível de ser realizada na maioria dos homens, suas indicações e o sucesso da cirurgia depende tanto de fatores masculinos como femininos. A idade e os fatores de fertilidade / infertilidade da parceira devem ser avaliados antes de qualquer procedimento. A avaliação do potencial reprodutivo feminino é de fundamental importância antes da realização do procedimento. As outras opções de tratamento como a realização de aspiração ou extração cirúrgica de espermatozoides epididimários ou testiculares e realização de ICSI devem ser levantados. Os custos de cada um dos tratamentos devem ser discutidos assim como abordar as vantagens/desvantagens de não terem mais um método anticoncepcional eficiente e sem efeitos colaterais. O tempo e a técnica utilizada para a realização da vasectomia podem ser de vital importância na hora da escolha entre a reversão e a reprodução assistida.

O procedimento cirúrgico pode ser realizado sem uso de técnicas magnificação, com o uso de lupa ou através da microcirurgia. Os melhores resultados evidenciados na literatura são quando realizados com as técnicas de microcirurgia. Além disso, o material usado (fio cirúrgico) e a experiência do cirurgião são de fundamental importância para as maiores taxas de sucesso do procedimento. As taxas de sucesso da cirurgia estão inversamente relacionadas ao intervalo de tempo decorrido da vasectomia até sua reversão. Esta relação inversa entre as taxas de sucesso e o intervalo da obstrução pode estar relacionada a uma lesão epididimária/testicular progressiva. Após a vasovasostomiamacrocirúrgica, aproximadamente 80% dos homens voltam a apresentar espermatozoides no ejaculado e as taxas de gravidez variam de 20% a 40%. Após o procedimento microcirúrgico, o sêmen é encontrado no ejaculado de 85% a 90% dos homens e entre 50% e 70% das parceiras engravidam.

## Métodos de seleção espermática

Quando os pacientes já foram investigados, tratados quando possível e mesmo assim o casal deverá ser submetido a alguma forma de tratamento de reprodução assistida, existem diversas formas de processamento seminal e seleção espermática. Estes procedimentos visam selecionar os melhores espermatozoides para serem usados no tratamento. Fatores já mencionados anteriormente, como a presença de espécies reativas de oxigênio, fragmentação de DNA espermático podem estar relacionados a uma pior qualidade seminal (mesmo sem alteração na análise seminal convencional) e alguns estudos mostram piores resultados nos tratamentos de reprodução ou maiores índices de abortamentos quando estes fatores estão associados. Alguns tentam evidenciar uma correlação destes fatores com casos de abortamentos de repetição ou falhas de implantação de tratamentos de reprodução assistida. Assim, diversas técnicas têm surgido com o intuito de selecionar os melhores espermatozoides para o tratamento. Entre estas técnicas, podemos citar a seleção espermática através do uso de ácido hialurônico, o uso da super-magnificação microscópica (aumentos maiores de 8.000x) para a seleção espermática ou mesmo o uso de colunas de anexina para seleção de espermatozoides não apoptóticos para o tratamento.

# Capítulo 5

# Fator Uterino

Rodrigo Hurtado
Selmo Geber

# FATOR CERVICAL

O muco produzido pelo epitélio glandular que reveste o canal cervical participa ativamente do processo reprodutivo uma vez que faz parte do meio pelo qual os espermatozoides se movem até alcançar a cavidade endometrial. Este componente glicoprotéico seleciona os espermatozoides de melhor vitalidade através da filtragem das células anormais e da nutrição bioquímica promovendo sua maior longevidade. Sua composição e consequente viscosidade e permeabilidade aos espermatozoides varia segundo a ação estrogênica ou progestínica da fase ovulatória da mulher, determinando maior ou menor facilidade à locomoção.

## Teste pós-coito (Teste de Sims-Hühner)

Preferencialmente deveria ser realizado pela manhã no máximo 12 horas após uma relação, e precedido de um período de abstinência sexual de 48 horas pelo parceiro. O teste consiste na análise microscópica do muco obtido por aspiração cervical pouco antes do período ovulatório esperado (definido por dosagem de LH em ciclos anteriores ou por rastreamento ultrassonográfico) a fim de se observar espermatozoides residuais sobreviventes. O teste positivo é aquele onde se observa pelo menos um espermatozoide móvel. Além da presença dos haploides também é realizada avaliação de pH, translucência ou opacidade, celularidade, viscosidade (medida em centímetros de elasticidade na pinça de Cheron) e a salinidade (medida pela cristalização na lâmina de histologia). O diagnóstico de fator cervical como causa da infertilidade necessita de confirmação por um segundo exame alterado ou "negativo".

Outros exames fazem parte da avaliação cervical de um casal como:

- Espermograma;
- Exame microscópico de corrimento cervical alterado (purulento);
- Sorologia para *Chlamydia, Ureaplasma, Mycoplasma e Neisseria*.

Não há mais espaço para realização de testes como o Teste de Interação Sêmen-Muco *in vitro* e Dosagens de Anticorpos Antiespermatozóides. São exames já em desuso uma vez que sua utilidade clínica não acrescenta melhoria de prognóstico para os casais.

Estudos demonstraram que tratamentos empíricos como uso de estrogênios conjugados 0,625 mg ou estradiol micronizado 2 mg, assim como agentes mucolíticos como guaifenesina ou duchas íntimas com bicarbonato de sódio não apresentam qualquer benefício para os pacientes. Desta forma, presume-se que tratamentos que independem do muco cervical como a inseminação intrauterina seriam a melhor escolha o que também não é verdade fazendo-nos questionar a real necessidade de realização do teste pós-coito.

Os estudos mais sérios realizados recentemente demonstram que não há mais espaço para a realização do teste pós-coito e consequentemente de diagnóstico de fator cervical tanto pelo fato que tratamentos de baixa complexidade não oferecem melhora no prognóstico dos pacientes como pelo fato de que um teste positivo ou negativo não muda o tratamento a ser proposto seja ele IUI ou FIV.

## Alterações da cavidade endometrial

Problemas relativos ao corpo uterino raramente podem ser considerados causa de infertilidade, mas nem por isso devem deixar de ser investigados. Quando tais alterações estão presentes, elas podem comprometer tanto o sucesso em se alcançar a gravidez quanto o resultado final. As malformações mullerianas, os miomas e as aderências intracavitárias aumentam as chances de abortamento, a endometrite crônica prejudica a implantação embrionária, enquanto que os pólipos endometriais não tem seu papel bem definido.

### Avaliação anatômica da cavidade

Pode ser realizada por três diferentes métodos diagnósticos: ultrassonografia transvaginal simples ou contrastada por solução fisiológica (histerossonografia), histeroscopia e histerossalpingografia. Este último permite ainda a avaliação de patência tubárea, etapa fundamental da avaliação de infertilidade, e, portanto deve sempre ser o passo inicial da avaliação.

Para os pacientes com clínica sugestiva de anormalidade da cavidade endometrial, ou seja, menorragia, *spotting*, dismenorreia, história prévia de curetagem uterina ou doença inflamatória pélvica, a ferramenta propedêutica indicada a seguir é a histeroscopia, considerada hoje padrão-ouro de abordagem endometrial. Em serviços onde a ultrassonografia contrastada por solução fisiológica é realizada com experiência pela equipe, esta opção também é muito interessante para avaliação da cavidade endometrial. Ambos os métodos deixam muito a desejar com relação às tubas uterinas não devendo, portanto, substituir a histerossalpingografia ou laparoscopia com cromotubagem para este fim.

### Histerossalpingografia

A injeção de contraste radiopaco iodado através do canal cervical por pinçamento de Pozzi do colo uterino sob a visão especular é ainda hoje um método de baixo custo e sensível para identificação de alterações uterinas que corrompem a anatomia normal da cavidade uterina. Considerado pela grande maioria das pacientes como extremamente doloroso (algumas pacientes usam o termo "medieval") devido à cólica ocasionada pela dilatação das tubas uterinas durante a injeção sob pressão do contraste, este exame traz informações de suma importância sobre a forma e relevo interno da superfície endometrial, além da permeabilidade tubárea.

A cavidade é grosseiramente triangular podendo ser identificadas as alterações de forma mais comuns como útero unicorno, septado, bicorno e didelfo. Os casos duvidosos de septação ou útero arqueado são facilmente esclarecidos através da ressonância nuclear magnética de pelve ou ultrassonografia tridimensional. Falhas de enchimento de contraste sugerem aderências ou pólipos pequenos. Os pólipos volumosos e os miomas intracavitários alteram claramente a forma da cavidade e a síndrome de Ashermann bloqueia totalmente a passagem de contraste. Estudo de acurácia realizado em comparação com a histeroscopia (padrão-ouro) revelou sensibilidade de 98% e especificidade de apenas 35% com um Valor Preditivo Positivo de 70% e Negativo de 8% para detecção de doenças intrauterinas. A principal confusão foi em se diferenciar pólipos e miomas intracavitários, assim como relatado em outros estudos posteriores.

## Ultrassonografia transvaginal e histerossonografia

A proximidade conseguida entre os transdutores de alta frequência e os órgãos reprodutivos por via transvaginal tornou a ultrassonografia uma ferramenta importante de diagnóstico de alterações morfológicas do trato genital feminino com exceção das tubas uterinas, melhor avaliadas pela injeção de solução fisiológica transcervical através do ultrassom conhecida como histerossonografia. O nível de detalhamento de imagem alcançado atualmente por esses dois métodos de ultrassonografia permite avaliação de lesões endometriais e miometriais mínimas, define com precisão o limite entre o endométrio e o miométrio na fase folicular tardia, além de informar sobre a patência tubárea.

Já foram descritas variações de fluxo nas artérias uterinas durante o ciclo menstrual, avaliadas pela medida dopplerfluxométrica na tentativa de se correlacionar determinado momento como sendo ótimo para implantação embrionária, porém nenhum destes estudos foi conclusivo com relação à aplicabilidade clínica destas variáveis. A Dopplerfluxometria também não foi capaz de predizer prognóstico de implantação em ciclos de reprodução assistida mantendo-se, portanto como ferramenta de avaliação para alterações morfológicas do útero.

No caso das malformações mullerianas, a ultrassonografia transvaginal complementa a histerossalpingografia ao diferenciar úteros septados e úteros bicornos através da avaliação do contorno da superfície fúndica. O útero septado apresenta um fundo de contorno arredondado e, geralmente, mais alargado enquanto que o útero bicorno tem o fundo fendido em duas partes bem definidas. Nestes casos, a histerossonografia isolada tem acurácia superior até mesmo que a histerossalpingografia. A ultrassonografia tridimensional vem se apresentando como excelente ferramenta para avaliação de alterações uterinas com acurácia comparável à ressonância nuclear magnética e à combinação de laparoscopia e histeroscopia (padrão-ouro).

Para avaliação de pólipos endometriais e miomas submucosos, a ultrassonografia transvaginal tem sensibilidade superior à histerossalpingografia. Já a histerossonografia tem sensibilidade e especificidade comparáveis à histeroscopia (padrão-ouro). Os achados ultrassonográficos mais esperados nestes casos são o de uma imagem de espessamento focal do endométrio ou uma assimetria de espessura entre as duas camadas endometriais, ao passo que a histerossonografia permite a visualização clara dos contornos de uma lesão intracavitária.

Nos casos de aderências, a histerossonografia tem sensibilidade de 75%, comparável à da histerossalpingografia, com especificidade de 90% e valor preditivo positivo muito baixo (em torno de 50%). É esperada a visualização de uma ponte de tecido endometrial unindo os dois folhetos e na ultrassonografia convencional, uma falha ou interrupção localizada da linha de contato entre as camadas endometriais.

## Histeroscopia

Trata-se do método definitivo de diagnóstico e tratamento de lesões intracavitárias que podem prejudicar a fertilidade uma vez que determina sob visão direta a presença, a localização na cavidade, o tipo e o volume das lesões. Classicamente, a cirurgia endoscópica era reservada para confirmação e tratamento de lesões diagnosticadas por outros métodos, mas com o advento dos histeroscópios cirúrgicos de 2 a 3 mm de diâmetro, essa ferramenta tem sido difundida para uso ambulatorial de diagnóstico e tratamento de lesões pequenas. Lesões de volume mais significativo ou com componente intramural combinado ainda são mais bem abordadas por histeroscopia cirúrgica convencional.

### *Malformações congênitas*

Os defeitos de fusão ou desenvolvimento dos ductos de Muller durante a vida embrionária estão associados a perdas gestacionais e complicações obstétricas, mas, em geral não comprometem a capacidade de concepção. A única exceção talvez seja o útero septado que é o tipo mais frequente de anomalia (1%) e, além de aumentar a incidência de abortamentos espontâneos, partos prematuros pré-termo e crescimento intrauterino restrito, reduz também a taxa de implantação se confirmando como fator de infertilidade. A dificuldade de implantação e desenvolvimento embrionários tem sido atribuída à vascularização deficiente do septo associada à incompetência cervical relativa.

A presença de um septo uterino em pacientes sem histórico de perdas de repetição não indica de imediato tratamento cirúrgico, mas define um prognóstico desfavorável com 80% de taxa de abortamento, sendo 65% ainda no primeiro trimestre, e 10% de partos prematuros pré-termo. A correção cirúrgica, realizada atualmente por histeroscopia bipolar, reduz a taxa de abortamento para 15% e a taxa de prematuridade para 5%, sem os riscos de complicações obstétricas que existiam nas antigas cirurgias de septoplastia transmiometrial.

Indica-se a septoplastia histeroscópica para pacientes nuligestas apenas em casos em que a idade da paciente é superior a 35 anos, a causa de infertilidade não é definida ou quando já existe outra indicação concomitante para laparoscopia ou histeroscopia.

### *Leiomiomas uterinos*

Os estudos realizados para tentativa de se estabelecer o papel da miomatose uterina na infertilidade são quase todos comparativos de incidência entre mulheres inférteis e mulheres com gestação prévia ou comparativa de taxa de gestação cumulativa em mulheres com miomatose uterina antes e após cirurgia de miomectomia. Não há evidência forte de que a miomatose possa interferir na fertilidade do casal de forma importante. Estudos realizados em pacientes portadoras de miomas uterinos de tamanhos e localizações variadas submetidas à FIV revelam que apenas os miomas submucosos de tamanho moderado (5-7 cm) interferem com a taxa de implantação e de nascidos vivos.

As fisiopatologias propostas para essa eventual diminuição da capacidade de concepção são a obstrução ou compressão da região cornual uterina e região intersticial da tuba resultando em diminuição da contratilidade miometrial, do transporte de gametas e/ou embriões pela tuba e da vascularização endometrial adjacente ao mioma.

O tratamento de escolha para os casos de miomatose submucosa que invadem ou abaulam a cavidade endometrial é a histeroscopia cirúrgica com resultados mais expressivos em mulheres jovens com miomas de pequeno volume. Miomas múltiplos ou muito grandes tem prognóstico reservado, além de aumentar as taxas de complicações per e pós-operatórias da histeroscopia como a síndrome de intravazamento e as sinéquias incluindo a síndrome de Asherman.

A miomectomia transabdominal não tem indicação para melhoria de quadros de infertilidade. Diversos estudos demonstram taxas cumulativas de gravidez pós-miomectomia com resultados que variam apenas segundo o tempo de infertilidade e a presença ou não de outros fatores concomitantes. Miomas volumosos de parede posterior são os que mais se correlacionam a aderências peritoneais pós-operatórias e consequente associação de fator tubo-peritoneal de infertilidade e pior prognóstico. A miomectomia laparoscópica também perdeu o espaço uma vez que está adequadamente indicada apenas para os miomas subserosos e intramurais de pequeno volume que, conforme já descrito, não parecem interferir com a fertilidade.

Os casos complexos de miomas submucosos grandes ou múltiplos tem um alto índice de complicação com sinéquias uterinas graves e, por isso, podem ser abordados em tempos cirúrgicos separados com técnicas diferentes como histeroscopia cirúrgica subtotal e posterior miomectomia transabdominal complementar.

### *Síndrome de Asherman*

A presença de aderências intrauterinas, conhecidas também como sinéquias, geralmente é acompanhada de alterações menstruais importantes como amenorreia, hipomenorreia e dismenorreia. Eventualmente o quadro clínico pode se apresentar como perda gestacional de repetição ou mesmo acretismo placentário, mais raramente.

A causa mais frequente para a formação das sinéquias é o trauma iatrogênico resultante de curetagens pós-abortamento (60% a 90% dos casos), histeroscopias ou mesmo cirurgias convencionais sobre o miométrio ou septoplastias. Infecções graves como endometrites e tuberculose também podem acarretar aderências.

O diagnóstico é dado pela realização de histerossalpingografia ou histerossonografia onde ambos apresentam alta sensibilidade e baixa especificidade e necessitam confirmação por histeroscopia, que poderá também servir para tratamento quando as aderências forem mucosas. Nos casos em que as aderências são fibrosas e grosseiras a cirurgia pode ser tentada, porém sem bons resultados em se resolver o quadro. No pós-operatório da lise de aderências por via histeroscópica é costumeiro manter um DIU ou uma sonda de Foley insuflada com pequeno volume na cavidade endometrial na tentativa de orientar o processo cicatricial evitando recidivas. Esta prática não tem confirmação de eficácia na literatura, assim como o uso de estrogenioterapia para a mesma finalidade também não tem embasamento científico.

Nos casos em que a histeroscopia é capaz de corrigir as aderências e a reepitelização do endométrio ocorre de maneira satisfatória, a regularidade menstrual retorna em até 90% das pacientes. Nestes casos o prognóstico de gravidez é favorável. Nos casos graves de aderências extensas e fibromusculares, o tratamento cirúrgico é limitado não surtindo efeito com relação à menstruação e à fertilidade.

## Pólipos endometriais

Apesar de não estar estabelecida a real interferência dos pólipos endometriais sobre a fertilidade, pode-se justificar a sua remoção cirúrgica por histeroscopia como tratamento de menorragia quando presente. Também nos casos em que os pólipos são muito volumosos (acima de 2 cm de diâmetro) e mesmo como prevenção de doenças mais graves uma vez que a taxa de malignização dos pólipos é de 1%.

## Endometrite crônica

Sabe-se que a incidência de endometrite subclínica crônica é relativamente frequente entre mulheres com quadros de infecção vaginal, cervicite ou vaginose bacteriana. As sorologias para *Chlamydia* e *Mycoplasma* devem fazer parte da propedêutica básica de casais sob investigação e/ou tratamento de infertilidade e o tratamento dos casos IgM positivos com dose única de azitromicina de 1 g parece melhorar a taxa de implantação em ciclos de FIV.

# Capítulo 6

# Fator Tubáreo

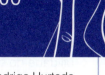

Rodrigo Hurtado
Selmo Geber

Aderências e/ou obstruções tubáreas associadas a fator peritoneal respondem por aproximadamente 35% das causas de infertilidade. A história pregressa destas pacientes revela doença inflamatória pélvica, aborto séptico, apendicite aguda, cirurgia tubárea prévia, gestação ectópica ou mesmo endometriose evoluindo com a obstrução tubárea como principal sequela. Os quadros infecciosos pélvicos promovem obstrução em até 12% das pacientes em cada episódio agudo, chegando a 75% após 3 episódios. Com isso, o risco de gestação tubárea aumenta em até 7 vezes.

Muitas destas pacientes não têm histórico de processo inflamatório pélvico o que revela a existência também de infecção ascendente silenciosa, que deve ser considerada.

A fisiopatologia se resume a processos mecânicos que impedem o encontro dos oócitos com os espermatozoides, seja a nível distal (deficiência de coleta ovular pelas fímbrias) ou proximal (barreira à passagem dos espermatozoides). No caso da obstrução distal, o grau de perda de motilidade das fímbrias é variável de leve a total, definindo variações de passagem de contraste à histerossalpingografia.

# HISTEROSSALPINGOGRAFIA

O exame contrastado do útero e tubas deve ser realizado preferencialmente 2 a 5 dias após o término do sangramento menstrual para minimizar a interferência de coágulos no resultado, diminuir a incidência de infecção (1% a 3%) e afastar a possibilidade do exame ser realizado durante a implantação de uma gestação inicial. O único preparo necessário para o exame é o uso de anti-inflamatórios 30 minutos antes para minimizar a dor. Alguns autores sugerem também o uso de antibioticoprofilaxia levando em conta a morbidade de uma infecção endometrial e/ou tubárea para uma paciente infértil.

O exame é realizado após injeção de contraste iodado por sonda de Foley pelo colo uterino, sob intensificação de imagem em fluoroscopia com a revelação de 3 chapas sendo, uma basal revelando os contornos da cavidade uterina, um intermediário com as tubas cheia de contraste até as fímbrias e uma tardia, após o extravasamento para se avaliar pontos de represamento peritoneal de contraste (prova de Cotté). A discussão com relação ao uso de contraste oleoso *versus* aquoso tende para o oleoso uma vez que este apresentaria melhora da taxa de gravidez nos meses subsequentes ao exame. Estudos controlados não confirmaram esta tendência validando, portanto o uso de contraste aquoso. A injeção deve ser lenta na tentativa de se evitar espasmo cornual com falso positivo para obstrução.

O exame apresenta baixa sensibilidade e alta especificidade, ou seja, se o exame revela obstrução esse dado não é definitivo, mas se o exame revela tubas patentes, esse achado deve ser levado em consideração.

# LAPAROSCOPIA

Considerada a última linha de diagnóstico para avaliação de patência tubárea e ferramenta muito útil no diagnóstico de outras alterações pélvicas relacionadas com infertilidade (aderências anexiais, endometriose e oclusão fimbrial), pode ser utilizada também para tratamento de alguns tipos de doenças tubo-peritoneais. Todos os achados positivos de uma laparoscopia devem ser relatados descritivamente e, de preferência, documentados em fotografia ou digitalização para ajudar em decisões futuras sobre a fertilidade do casal.

A realização da cromotubagem, ou seja, injeção de corantes como o azul de metileno pelo colo e a observação direta do extravazamento pela porção distal das tubas, permite a definição sobre o funcionamento ou não destes órgãos como condutores de células germinativas e/ou embriões. Pacientes portadoras de deficiência de glicose-6-fosfato desidrogenase não devem usar o azul de metileno, preferindo-se nestes casos o índigo carmin, pelo risco de desenvolvimento de metil-hemoglobinemia aguda.

Ao contrário da histerossalpingografia, a sensibilidade é muito alta indicando que um resultado de obstrução uni ou bilateral é confiável quanto ao futuro reprodutivo da paciente.

# HISTEROSSONOGRAFIA

Esta variação contrastada por solução fisiológica da ultrassonografia tem sua aplicabilidade bem definida quanto a detecção de lesões intracavitárias, porém, tem sua utilização limitada para avaliação de patência tubárea. Novos contrastes ultrassonográficos baseados em microbolhas melhoram um pouco a sensibilidade do exame, assim como as imagens da ultrassonografia tridimensional, mas ainda assim, não se traduzem em alternativas superiores à histerossalpingografia ou laparoscopia.

## Hidrolaparoscopia transvaginal (fertiloscopia)

Alternativa diagnóstica para avaliação das condições tubáreas e peritoneais pélvicas é a introdução de endoscópio rígido de 70º através do fundo de saco posterior vaginal após infusão de 200-400 mL de solução fisiológica intraperitoneal por agulha de Veres sob anestesia local. A sensibilidade e especificidade para este procedimento são iguais aos da laparoscopia na detecção de problemas tubo-peritoneais.

A fertiloscopia compreende a realização concomitante de histeroscopia com injeção de azul de metileno e observação do extravazamento pela ótica posicionada no fundo de saco. Pequenos procedimentos como cauterização de focos de endometriose e lise de aderências podem ser realizados por esta via com resultados comparáveis à laparoscopia, mas sua indicação é controversa uma vez que não se sabe a real necessidade de se tratar doenças peritoneais leves em casos de infertilidade.

## Teste de anticorpos para *Chlamydia*

Vários estudos tem demonstrado que os testes de detecção de anticorpos para *Chlamydia* tem a mesma acurácia para detecção de patologias tubáreas como obstrução, aderências e hidrossalpinge que a histerossalpingografia e mesmo a laparoscopia. Os kits disponíveis comercialmente para este fim variam quanto ao método de detecção (imunofluorescência, ELISA, imunoperoxidade) e quanto à origem dos antígenos usados (de superfície, de proteína de membrana específica, de organismo inativado). Para rastreamento inicial de casais inférteis sugere-se um teste de mais alta sensibilidade disponível, reservando os mais específicos (gene ou proteína) para confirmação diagnóstica.

Como a prevalência de lesão peritoneal tubárea varia conforme a população estudada, o valor preditivo positivo do exame é variável, sendo útil para alguns casos e irrelevante para outros. Alguns autores sugerem que a detecção de antígenos serviria como método de seleção para pacientes a serem submetidos à laparoscopia, afastando este procedimento nas pacientes onde a cirurgia seria pouco resolutiva (pequena chance de alteração tubárea passível de correção cirúrgica).

## Cirurgia Tubárea *versus* Técnicas de Reprodução Assistida

Com o desenvolvimento e aprimoramento das técnicas e resultados nas últimas três décadas, a fertilização *in vitro* passou a ser considerada como tratamento de escolha para os casos de infertilidade de origem tubárea em detrimento às técnicas laparoscópicas de recanalização, neossalpingostomia e fimbrioplastias tubáreas.

Basicamente, as cirurgias para tratamento de doenças tubáreas ficaram reservadas para os casais com restrição religiosa ou financeira à realização de fertilização *in vitro*.

Aproximadamente 1 milhão de mulheres por ano é submetida à salpingotripsia bilateral como método contraceptivo definitivo nos Estados Unidos, das quais aproximadamente 1% recorrem à tentativa de reversão devido a novos relacionamentos, mudanças profissionais com melhora do poder aquisitivo ou perda por morte de filhos.

A recanalização tubárea necessita de uma avaliação prévia por histerossalpingografia a fim de determinar se o coto proximal residual permitirá a cirurgia de reanastomose. São necessários, no mínimo, 4 cm de coto para que seja tecnicamente viável a operação. O resultado do procedimento no que envolve chance de gravidez dependerá da idade, do comprimento e qualidade da tuba reconstruída e da concomitância de outros fatores de infertilidade. A taxa cumulativa de gravidez pós-recanalização em um ano é de 45% a 85% em pacientes jovens, com bom resultado anatômico cirúrgico e sem outros fatores complicadores nos procedimentos realizados a céu aberto. Já para a cirurgia realizada por laparoscopia o sucesso cumulativo, em um ano, varia de 25% a 53%, com risco de gestação ectópica variando de 1% a 7%.

As cirurgias corretivas tubáreas como a fibrinólise, a fibrioplastia e a neossalpingostomia também perderam espaço após a reprodução assistida por serem procedimentos cujo resultado depende de laparotomia, ou seja, grande morbidade além de terem baixas taxas cumulativas de gravidez (50% em um ano para os casos leves e 10% a 35% em um ano para os casos mais graves). Se a gestação espontânea não ocorre nos primeiros dois anos após a cirurgia o prognóstico piora drasticamente (1% a 2% em um ano). O risco de gravidez ectópica também é aumentado em 20%.

Por outro lado, a realização de salpingectomia para tratamento de hidrossalpinge tem aumentado já que existem fortes indicações que a retirada cirúrgica das tubas acometidas previamente ao ciclo de fertilização *in vitro*, melhora as taxas de gravidez em até 50%. Procedimentos mais simples como aspiração do conteúdo tubáreo durante a coleta oocitária foram propostos sem evidência comprovada de vantagem para o ciclo.

## Capítulo 7

# Endometriose

Selmo Geber
Marcos Sampaio

A endometriose é caracterizada pela presença de glândulas endometriais e estroma em área ectópica, podendo instalar-se na cavidade peritoneal ou em locais mais distantes. Sua frequência na literatura varia de 1% a 65% de acordo com as características da população e dos métodos em estudo. A média encontrada depende do grupo analisado, isto é, 26% para infertilidade primária, 13% para infertilidade secundária e 23% para dor pélvica. Apesar dos crescentes avanços nos métodos propedêuticos, a fisiopatologia da endometriose persiste incerta e controversa; consequentemente, não existe ainda um tratamento de consenso. De fato, não existe comprovação se a endometriose seria realmente uma doença ou uma condição parafisiológica.

## ETIOLOGIA

A primeira teoria foi proposta no início do século, como metaplasia celômica e estabelecia que sob determinado estímulo, as células pudessem mudar as suas características e função, isto é, endométrio ectópico surgiria a partir de células totipotentes do peritônio. Esta teoria, entretanto, não possui evidências científicas, para sua confirmação. A teoria dos restos embrionários foi descrita com base na suposição de que, nas áreas circunjacentes ao desenvolvimento dos ductos de Muller, células mullerianas poderiam estar presentes e com possibilidade de desenvolver epitélio endometrial funcionante. A teoria do refluxo de células endometriais pelas trompas (menstruação retrógrada) durante o período menstrual sugere essa a fonte dos focos ectópicos no peritônio pélvico. Essa é a mais aceita para explicar a origem da endometriose.

A disseminação de células endometriais pelas vias linfática ou hemática pode explicar a presença de focos de endometriose em órgãos distantes. A disseminação iatrogênica pode explicar a presença de endometriose em cicatrizes de cesariana, histerectomias e episiotomias. A possibilidade de malignização é menor que 1%, sem, entretanto haver sido confirmado se a neoplasia seria originária da endometriose ou apenas coincidente com os implantes ovarianos.

A associação entre a endometriose e a infertilidade está demonstrada nos caso de endometriose grave em que existe distorção das relações anatômicas na pelve. Cistos endometrióticos podem determinar a formação de aderências tubo-ovarianas, ou mesmo a alteração na relação entre estes órgãos, e assim impedir ou interferir na liberação ou no transporte ovular. Nos estádios leve e moderado, a causa da infertilidade é ainda incerta, porém alguns estudos sugerem uma alteração no sistema imunológico, que poderiam ocasionar modificações no processo de fertilização ou transporte dos gametas ou embriões.

# Diagnóstico

## Clínico

Além da infertilidade, a endometriose está associada à dismenorreia, dor pélvica e dispareunia. A dismenorreia é frequentemente secundária, e sua intensidade aumenta progressivamente nos ciclos subsequentes. A dor pélvica, a "dor do meio" e o quadro de abdômen agudo por rotura do endometrioma podem também surgir, porém em menor frequência. A dispareunia ocorre, geralmente, durante a penetração profunda, sendo mais frequente no período pré-menstrual. Podem estar associadas à hematúria, hemoptise e dor retal com sangramento.

Ao exame físico são descritos os nódulos ou massa anexiais e no fundo de saco, mobilização uterina dolorosa e retroversão uterina. Esses dados são, entretanto, muito inespecíficos e por isso de baixa sensibilidade.

## Ultrassonografia

O uso da ultrassonografia endovaginal permite avaliar diversos subtipos de massas anexiais, de acordo com a sua ecorrefringência, textura, limites, tamanhos, divisões e níveis líquidos. No caso da endometriose, a sensibilidade pode chegar a 80% e a especificidade de 90%. Se utilizada a ultrassonografia seriada para afastar outras lesões como corpo lúteo hemorrágico, a sensibilidade é ainda maior.

## CA125

O CA125 é um antígeno de superfície celular, expresso a partir de linhagem de células derivadas do epitélio celômico. Sua baixa sensibilidade e especificidade tornam seu uso de pouca aplicação para o diagnóstico da endometriose. É usado para a monitorização do tratamento e suas recorrências.

## Laparoscopia

O diagnóstico definitivo da endometriose só é feito através do estudo histopatológico, após biópsia. O tecido patológico contêm glândulas endometriais, estroma e sinais evidentes de hemorragia, podendo conter ou não depósitos de hemossiderina.

Na prática, a visão direta dos endometriomas ou implantes de endometriose, por via laparoscópica ou laparotômica é suficiente para determinar o início do tratamento. Atualmente, é o método propedêutico mais importante para o diagnóstico da endometriose, sendo também fundamental para o estadiamento, controle de cura e tratamento no mesmo tempo cirúrgico. A desvantagem deste método é seu aspecto invasivo.

## Ressonância magnética

A ressonância magnética (RM) no diagnóstico da endometriose permite a identificação das lesões próximas às aderências e a avaliação da extensão das lesões subperitoneais, apresentando acurácia, sensibilidade e especificidade elevadas para endometriose profunda. Tem como vantagem a obtenção de sequências multiplanares, com imagens simultâneas de todas as vísceras pélvicas.

# Classificação

A classificação da endometriose tem como objetivo tornar comparáveis todos os diferentes tipos de tratamentos propostos. Este sistema de classificação ou estadiamento deve conter a extensão da doença, localização, características e grau de gravidade. Desta forma, os grupos tratados de maneiras diferentes, poderão ser comparáveis em nível de resultados e prognóstico. A mais ampla, e por isso mais utilizada, é da antiga *American Fertility Society*.

# Diagnóstico Diferencial

- Doença inflamatória pélvica;
- Apendicite aguda;
- Cisto ovariano;
- Gestação ectópica;
- Aderências pélvicas;
- Congestão pélvica;
- Colite.

# Tratamento

## Farmacológico

### Danazol

É um androgênio sintético derivado da 17-etiniltestosterona, cujo principal efeito é criar um ambiente rico em androgênios e pobre em estrogênios, capaz de inibir o desenvolvimento endometrial, levando à regressão dos implantes endometriais. O danazol suprime a função ovulatória e a produção dos estróides sexuais, inibe a síntese e liberação do LH e FSH, além de provavelmente atuar em receptores hormonais em tecidos alvo. Os efeitos finais do danazol são fraco antiandrogênico, antiestrogênico e antiprogestagênico fracos, além de produzir efeitos anabólicos e androgênicos leves.

A dose inicial do danazol é de 200 mg ao dia, podendo chegar a 400 mg de 12 em 12 horas, por via oral. Os efeitos clínicos do danazol incluem a anovulação e amenorreia com possíveis sangramentos ocasionais. Assim, sua indicação para o tratamento de mulheres com desejo de gravidez deve ser bem avaliada.

Os principais efeitos colaterais estão relacionados aos efeitos antiestrogênico e androgênico. Os mais comuns são a acne, sangramento de escape, ondas de calor, aumento de peso, hirsutismo, mudança de voz e diminuição da libido. O uso do danazol pode determinar alterações no metabolismo das lipoproteínas, com redução da porção HDL do colesterol e elevação do LDL. Devido ao seu efeito sobre o metabolismo hepático, é importante que se realize uma prova de função hepática periodicamente.

Os resultados do tratamento são variáveis, e a taxa de gestação varia de 30% a 55% nos 12 meses após a interrupção do tratamento. Sua taxa de recorrência é de até 50% no período de um ano.

### Progesterona

O uso da progesterona no tratamento da endometriose tem efeito de pseudogestação no foco da endometriose, com posterior atrofia. O acetato de medroxiprogesterona é o mais utilizado, tanto pela via oral quanto parenteral. A via oral é utilizada com a dose de 10 a 30 mg ao dia, por um período de 3 a 6 meses. Pela via muscular, a dose deve ser de 200 mg ao mês, pelo mesmo período. A manutenção do quadro de amenorreia é fundamental neste tipo de tratamento. A sua eficácia é bastante variável, sendo mais utilizada nas formas leve e moderada. Os efeitos colaterais relacionados à ação da progesterona são o edema, mastalgia e depressão. A grande vantagem deste tratamento é seu baixo custo. Seu uso em mulheres com desejo de gravidez deve ser bem avaliado, pois durante o tratamento, a gravidez não irá acontecer.

### *Gestrinona*

É um esteroide derivado do 19-nor, que leva a inibição das gonadotrofinas, possui efeito antiestrogênico e androgênico, com diminuição da ligação entre a testosterona e o SHBG. Por possuir uma vida média longa, a administração por via oral pode ser feita a cada 2 ou 3 dias (2 ou 3 vezes por semana) na dose de 2,5 a 5 mg ao dia, por um período não inferior a 6 meses. Os resultados terapêuticos são semelhantes aos obtidos com o danazol, e seus efeitos colaterais estão relacionados ao seu efeito androgênico, isto é, hirsutismo, acne, ganho de peso e alteração de voz. Suas vantagens terapêuticas baseiam-se na facilidade posológica, menor número de efeitos colaterais e menos alterações no metabolismo lipoproteico. Seu uso em mulheres com desejo de gravidez deve ser bem avaliado, pois durante o tratamento, a gravidez não irá acontecer.

### Dienogeste

Trata-se de um progestágeno com forte afinidade pelo receptor da progesterona, e por isso, tem um importante efeito no endométrio. Apresenta melhora nos sintomas subjetivos e na dor pélvica e pouco efeitos adversos. Durante o seu uso, a fertilidade estará comprometida, pois leva a uma anovulação. A dose preconizada é de 2 mg ao dia.

### Análogos do GnRH

Os agonistas do hormônio liberador das gonadotrofinas promovem uma ooferectomia farmacológica, com consequente hipoestrogenismo, semelhante ao período de climatério, sem efeitos androgênicos. Leva a atrofia do endométrio ectópico e supressão da sintomatologia em aproximadamente 90% dos casos, durante o período de tratamento. Os efeitos adversos deste tratamento estão relacionados com sintomas climatéricos como fogachos, secura vaginal, além dos riscos de osteoporose e doença cardiovascular. Para se evitar estes riscos, pode-se utilizar terapia adicional com reposição estrogênica, sendo necessários somente quando do uso muito prolongado.

As vias de administração disponíveis para o uso dos análogos do GnRH são subcutânea, intramuscular, intranasal e subdérmico. No caso da via subcutânea, utiliza-se administração diária de 0,5 a 1,0 mg. A via intranasal deve ser feita com 2 a 6 instilações diárias de 200 µg. A via intramuscular e subdérmica (depósito) apresentam a vantagem posológica de uma aplicação única mensal, com doses que variam de 3,75 mg a 7,5 mg. O tempo de administração deve ser de 6 meses, com a amenorreia surgindo logo no primeiro mês de tratamento. Os resultados são também semelhantes aos do danazol. A sua vantagem está relacionada ao menor numero de efeitos colaterais e facilidade posológica (formas de depósito). Seu uso em mulheres com desejo de gravidez deve ser bem avaliado, pois durante o tratamento, a gravidez não irá acontecer.

## *Técnicas de reprodução assistida*

O uso da indução da ovulação ou das técnicas de reprodução assistida irá aumentar a chance de gravidez do casal, devendo ser indicado após falha no tratamento clínico inicial ou mesmo inicialmente, quando existe o desejo de gravidez imediata ou para mulheres com idade maior que 35 anos.

O uso de indução da ovulação, associada ao coito programado ou à inseminação intrauterina, tem como objetivo direto se obter a gravidez mais rapidamente, de forma direta e evitando-se os efeitos colaterais dos fármacos hormonais. Os mecanismos de ação neste caso são: aumentar o número de oócitos disponíveis para a captação tubária, fertilização e implantação; melhorar o perfil estrogênico e consequentemente seus efeitos diretos sobre o aparelho reprodutor; e aumentar o número de espermatozoides móveis na cavidade uterina, disponíveis para fertilização (no caso de inseminação). Os resultados de gestação com estas técnicas estão em torno de 15% por ciclo de tratamento. É fundamental que a permeabilidade tubárea esteja comprovada para se indicar a indução da ovulação acompanhada a coito programado ou insmeinação intrauterina.

A técnica de fertilização *in vitro* (FIV) apresenta a vantagem de superar qualquer das prováveis causas atribuídas à endometriose para levar a infertilidade. O fato de se retirar os oócitos e colocá-los em contato direto com os espermatozoides, após indução da superovulação permitem se observar diretamente a fertilização e formação de embriões e, a transferência dos embriões diretamente para o útero da paciente. As taxas de gravidez são semelhantes às encontradas para as demais indicações de FIV, variando de 20% a 50%, de acordo com o centro aonde foi realizado o tratamento e a idade da paciente. De maneira semelhante ao já descrito, pode ser utilizado após falha do tratamento inicial ou diretamente para se obter a gestação mais rapidamente. Em mulheres com idade avançada (> 37 anos), quando a infertilidade durar mais de 3 anos ou quando existe alteração da anatomia pélvica, deve ser a primeira opção.

### Tratamento cirúrgico

Para o tratamento cirúrgico para pacientes que desejam manter seu potencial reprodutivo deve manter a capacidade reprodutora. Assim, deve ser o mais conservador possível, preservando-se os órgãos pélvicos (ovários, trompas e útero) e tentando-se evitar a formação de aderências. O objetivo do tratamento cirúrgico é erradicar todas as lesões pélvicas visíveis retornando a anatomia ao mais próximo possível do fisiológico. Encontra-se mais indicado para os casos em que existe alteração da anatomia pélvica (estádios III e IV) ou falha no tratamento clínico anterior. As vias para o tratamento cirúrgico podem ser a laparotomia ou a videolaparoscopia.

Os resultados obtidos com o tratamento cirúrgico apresentam taxas cumulativas de gestação em torno de 40% ao ano. Os pontos negativos do tratamento cirúrgico estão relacionados aos riscos inerentes ao método, sendo o mais importante relacionado à possibilidade de se manter capacidade reprodutiva.

## Tratamento combinado

Não existe comprovação científica demonstrando que a associação do tratamento farmacológico ao tratamento cirúrgico promoveria um sinergismo com posterior melhora no índice de cura. A vantagem desta associação está em diminuir os focos de endometriose, previamente à cirurgia, facilitando o procedimento cirúrgico. Quando utilizamos o tratamento farmacológico após a cirurgia, o objetivo é eliminar os possíveis focos que permaneceram, por impossibilidade de retirada ou mesmo de focos não visíveis, e diminuir as taxas de reincidência. O fármaco de escolha para o tratamento clínico combinado deve ser adequado a cada caso.

## Tratamento expectante

O fato de não se haver confirmado se a endometriose, principalmente leve e moderada, poderia determinar a infertilidade, fez com que o tratamento expectante fosse sugerido. Os resultados deste tipo de tratamento variam de 10% a 90%, de acordo com os centros onde foi realizado o estudo, idade das pacientes e tempo de espera. A vantagem nesta opção terapêutica é a ausência de custo e efeitos adversos, porém a maior desvantagem é o fato de não se poder determinar um tempo específico de espera, devendo ser utilizado somente em mulheres jovens, com pouco tempo de infertilidade e sem desejo imediato de gestação. Outro ponto importante é o fato de se proceder a uma laparoscopia diagnóstica sem se realizar a ablação dos focos de endometriose, pois o procedimento aumenta as taxas de gravidez quando comparado ao grupo de mulheres que não foram submetidas à ablação.

# Recorrência

A taxa de recorrência da endometriose após tratamento cirúrgico pode variar de 15% a 50%, nos 3 a 5 primeiros anos. Com relação ao tratamento clínico, a taxa de recorrência é superior. É importante se evitar a conduta cirúrgica como tratamento de escolha após recorrência, principalmente se houver o desejo de gravidez, devido ao risco de aderências pélvicas e necessidade de se realizar ooferectomia, que impossibilitaria uma gestação.

# Capítulo 8

# Anovulação Crônica e Síndrome dos Ovários Policistícos

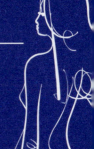

Selmo Geber
Marcos Sampaio

Durante um ciclo ovulatório fisiológico, as ações são coordenadas pelo eixo hipotálamo-hipófise-ovariano através de sinais hormonais diretos, efeitos de *feedback* e ações diretas, principalmente ovarianas. Qualquer desordem em algum dos passos deste processo irá determinar uma não ovulação e suas consequências diretas.

## DEFEITOS DE CAUSA CENTRAL

Alteração a nível hipotalâmico representa uma das causas centrais de anovulação. Ainda que de difícil diagnóstico, a anovulação de causa hipotalâmica é determinada pela ausência de pulsos fisiológicos de hormônio liberador das gonadotrofinas (GnRH). As principais causas desta deficiência podem ser o estresse, ansiedade, anorexia nervosa e perda súbita de peso.

A hiperprolactinemia representa causa central, facilmente detectável, de anovulação. Níveis crescentes de prolactina podem levar a uma anovulação devido ao seu efeito de *feedback* de alça curta, determinando um aumento de secreção da dopamina, que por sua vez inibe a secreção de GnRH por supressão no núcleo aqueado.

Outras situações, de origem central, que podem levar a uma anovulação são: tumor hipofisário e alteração na secreção dos opioides hipotalâmicos.

## SINAIS HORMONAIS ALTERADOS

Qualquer interferência durante o ciclo menstrual, que possa modificar a resposta hormonal, irá determinar uma falha na resposta ovariana com consequente anovulação. A ausência de diminuição nos níveis estrogênicos irá determinar manutenção dos baixos níveis de hormônio folículo estimulante (FSH) secretado pela hipófise e, consequentemente impedir o início da foliculogênese que coincide com o início do ciclo menstrual. Este fato pode ser observado de maneira fisiológica quando da instalação da gestação. As situações que levam a um aumento de secreção de precursores dos estrogênios pelas supra-renais (estresse) sustentam as elevadas taxas de estrogênios. A obesidade também se encontra associada à anovulação, uma vez que o tecido adiposo é capaz de converter androstenediona em estrogênios, e o aumento do peso corporal está associado à maior conversão periférica. Tumores produtores de estrogênios (ovário e supra-renais) são também doenças compatíveis com a anovulação. Outra condição determinante da manutenção de elevados níveis de estrogênios circulantes é a diminuição da depuração e alteração do metabolismo deste hormônio sexual, por doença hepática ou tireoidiana (hipo ou hipertireoidismo).

Uma deficiência na secreção fisiológica de estrogênios, durante o ciclo menstrual, principalmente a não elevação em pico, irá levar à incapacidade hipofisária em secretar o hormônio luteinizante (LH). A consequência direta é a não ovulação, mesmo em presença de desenvolvimento folicular. Esta disfunção estrogênica é causada por uma secreção folicular inadequada, seja por alteração na síntese estrogênica ou mesmo por uma relação deteriorada com as gonadotrofinas.

## ALTERAÇÕES NO AMBIENTE OVARIANO

O crescimento folicular pode sofrer interferências que impeçam seu desenvolvimento normal. Estas alterações podem ser decorrentes de infecções, alteração de receptores para gonadotrofinas ou de sua estrutura molecular, e desbalanço entre fator de crescimento insulina-símile (IGF), aromatase, inibina e foliculostatina.

Uma concentração fisiológica e ideal de androgênios é responsável por aumento na atividade da aromatase e consequente síntese de estrogênios, por outro lado, um aumento nos seus níveis irá determinar um aumento na conversão de 5α-redutase, pelas células da granulosa, que por sua vez não podem ser convertidos em estrogênios. Mais ainda, inibirão a atividade da aromatase e da formação de receptores para o LH. Desta forma, uma elevação nos níveis androgênicos inibirá a formação do folículo dominante, levando à atresia folicular e consequente anovulação.

## ETIOLOGIA

Geralmente é difícil se reduzir a um único fator a etiologia exata da anovulação. O mais provável é um efeito multifatorial, com exceção dos casos graves com tumor hipofisário, anorexia nervosa e disgenesia gonadal ou mesmo quando da hiperprolactinemia e obesidade. Muito importante ainda, é o fato de não haver necessidade de se determinar a etiologia exata, uma vez que o quadro clínico é suficiente para se instituir o tratamento. As principais causas estão ligadas à insuficiência central (hipogonadismo hipogonadotrófico), ovariana (hipogonadismo hipergonadotrófico) ou disfunção anovulatória (supradescrita).

## SÍNDROME DOS OVÁRIOS POLICÍSTICOS

A síndrome dos ovários policísticos (SOP) é uma entidade clínica que acomete mulheres em idade reprodutiva e caracteriza-se pela presença de 2 dentre os 3 critérios abaixo, para mulheres sem outras doenças de base, nas adrenais ou hipófise:

- Anovulação crônica: irregularidades menstruais (oligomenorrea ou amenorreia);
- Sinais clínicos ou exames laboratoriais com diagnóstico de hiperandrogenismo;
- Presença de ovários policísticos ao ultrassom.

O termo ovários policísticos vem sendo utilizado devido às características morfológicas observadas nesses ovários, com aumento de volume ovariano em até cinco vezes, devido principalmente ao aumento no número de folículos em crescimento ou atrésicos, que pode variar de 20 a 100 folículos por ovário, variando de 1 a 15 mm de diâmetro. O estroma ovariano encontra-se espessado. Graus variados de hipertecose também são encontrados no estroma ovariano, estando estes, relacionados com os níveis de insulina circulantes.

Ovários policísticos, vistos ao ultrassom, são definidos pela presença de 12 ou mais folículos em cada ovário em tamanho variando entre 2 e 9 mm. Nem todas as mulheres com ovários policísticos à ultrassonografia apresentam sinais e sintomas clínicos ou alterações bioquímicas.

Embora a SOP tenha sido descrita há muito tempo como importante causa de anovulação e hirsutismo, existem poucos estudos em larga escala para definir sua prevalência talvez em função da falta de um consenso na sua definição. A incidência de ovários policísticos na população geral é de 10% a 25% e nas mulheres com infertilidade de causa anovulatória, varia de 50% a 80%.

## Fisiopatologia

Algumas teorias foram propostas para explicar a fisiopatologia da SOP sendo as mais comuns:

### *Defeito neuroendócrino*

A hipersecreção do LH basal é uma marca característica da síndrome. Este fenômeno parece ser alteração primaria da SOP, assim como a causa do hiperandrogenismo. A elevação dos níveis de LH ocorre parcialmente devido ao aumento da sensibilidade da hipófise ao estimulo pelo LH manifestada pelo aumento da amplitude e frequência dos pulsos. O padrão das gonadotrofinas (LH alto e FSH normal ou baixo) pode também ser devido ao aumento da frequência de pulsos do GnRH atribuído a redução da inibição dos opioides hipotalâmicos em função da ausência crônica de progesterona. É provável que o aumento da atividade ocorra nos dois locais: hipotálamo e hipófise. Embora muitas hipóteses tenham sido propostas para explicar a etiologia da hipersecreção do LH, nenhuma delas explica totalmente as anormalidades neuroendócrinas que levam a uma exagerada frequência de pulsos de LH.

### *Defeito na síntese de andrógenos*

A teoria da desrregulação do citocromo P450c17∞ segundo a qual o hiperandrogenismo resultaria da falta de regulação da esteroidogênese ovariana explica a ocorrência da SOP em associação níveis elevados ou normais de LH, insulina e hiperfunção androgênica adrenal. Fatores como insulina, LH, fatores de crescimento (IGF-1) ou outros fatores intrínsecos seriam os responsáveis pela modificação da atividade da enzima.

### *Alteração do metabolismo do cortisol*

Um aumento da produção de andrógenos pela suprarrenal pode estar presente em 25% das mulheres com SOP. A principal via de metabolismo do cortisol inclui inativação pela 5 α redutase e 5 β redutase no fígado e interconversão com cortisona pela 11 β hidroxiesteroide desidrogenase (11βHSD) no fígado e tecido adiposo. De acordo com esta teoria o aumento do metabolismo do cortisol periférico pode ocorrer ou pelo aumento da atividade da 5 α redutase e assim aumentando a inativação do cortisol ou dificultando a atividade da 11 βHSD e assim alterando a regeneração do cortisol resultando em consequente aumento da secreção de ACTH pela diminuição do sinal do *feedback* negativo e assim mantendo os níveis de cortisol normais com um excesso de andrógenos.

## Alterações genéticas

Diversos estudos sugerem uma base genética com herança autossômica dominante com uma desordem oligogênica, em que alguns genes relacionados ao metabolismo da glicose e de esteroides como fator diretamente desencadeador da SOP. Essa predisposição genética seria desencadeada por diversas situações como obesidade, resistência à insulina, estresse e alterações dopaminérgicas. Até o momento poucos genes foram comprovadamente implicados na etiologia da SOP.

## Hiperinsulinemia e resistência insulínica

A insulina é um hormônio peptídeo produzido pelas células β das ilhotas de Langherans do pâncreas e tem uma variedade de funções biológicas das quais a mais importante é regular a captação, a utilização e o armazenamento dos nutrientes celulares. Nos ovários parece exercer diferentes funções: estimulação direta da esteroidogênese; ação sinérgica às gonadotrofinas na produção de esteroides sexuais; regulação dos receptores de LH, IGF-1 e de insulina; estimulação da atividade de 17 α-hidroxilase; estimulação e inibição da aromatase.

A insulina age por meio de receptor especifico na superfície celular, que é uma glicoproteína transmembrana que contém dois dímeros (α e β) ligados por pontes dissulfeto codificadas por um gene do braço curto do cromossomo 19.

As subunidades extracelulares α contêm áreas de ligação da insulina, enquanto o componente intracelular da unidade β possui o local de ativação da proteína tirosino-quinase intrínseca, que inicia a cascata de fosforilação intracelular de proteínas. As principais proteínas que sofrem esse processo, sob a influência do receptor de insulina de tirosino-quinase, são os chamados substratos de receptores de insulina (IRS).

O IRS-1 é uma proteína cuja função está ligada a iniciação do transporte intracelular de glicose, com atuação semelhante junto aos receptores de IGF –I. Os receptores de IGF –I e de insulina apresentam similaridade de forma muito grande e há evidências de que os receptores de IGF-I podem ser ocupados e ativados pela insulina. Esse fato constitui uma das bases fisiopatológicas da influencia da insulina na SOP.

A resistência insulínica é definida como uma resposta biológica anormal a uma determinada concentração de insulina. Pode ser consequente a alterações em um ou vários desses fatores:

- Produção de uma insulina anormal, em geral de causa genética;
- Produção de anticorpos anti-insulina;
- Alterações congênitas ou adquiridas no receptor de insulina com diminuição do seu numero ou função;
- Defeitos intracelulares, isto é defeitos pós-receptores.

Na SOP, o numero e a afinidade dos receptores para insulina é normal. Algumas pacientes com SOP têm defeitos na autofosforilação da cadeia β. Outras possuem um mecanismo de autofosforilação independente da ação da insulina, diminuindo a ação deste hormônio.

O espectro clínico da resistência a insulina é amplo e inclui pacientes com diabetes *mellitus* que requerem grandes quantidades de insulina exógena para manterem suas concentrações glicêmicas normais, como também aqueles com resistência grave à insulina, que mantém níveis glicêmicos próximos do normal apenas com o aumento da secreção endógena de insulina.

Os elevados níveis de insulina circulante podem ser responsáveis pela produção excessiva de andrógenos em pacientes com SOP. O tecido adiposo visceral é menos sensível a ação da insulina, sendo justamente este tipo de tecido gorduroso que mais se desenvolve nos estados hiperandrôgenicos (distribuição androgênica da gordura com aumento da relação cintura/quadril). O quadro de hiperinsulinemia na SOP não depende da obesidade, pois ela é encontrada tanto em mulheres magras, como em mulheres obesas provavelmente porque o mecanismo de resistência insulínica da SOP é diferente do encontrado em mulheres obesas sem essa síndrome.

## Quadro clínico

A apresentação clínica da SOP não é homogênea estando associada a uma serie de manifestações clínicas como anovulação, amenorreia, irregularidades menstruais, hiperandrogenismo/hirsutismo e obesidade.

### *Anovulação*

A SOP representa a principal causa de anovulação crônica, sendo responsável por 75% dos casos de infertilidade ovariana; 30% a 40% dos quadros de amenorreia secundária, e por 85% a 90% dos quadros de oligomenorreia. As manifestações mais frequentes de anovulação crônica são representadas pelas irregularidades menstruais e hemorragia uterina disfuncional. Na maioria dos casos os distúrbios menstruais ocorrem logo após a menarca. Amenorreia primaria não é comum, mas pode ser encontrada. A infertilidade anovulatória afeta cerca de 20% de todas as mulheres, sendo associada à SOP em 30% a 75%.

*Hirsutismo*

O hirsutismo pode estar presente em até 70% dos casos. É definido como um crescimento de pelos pigmentados, terminais e ásperos em folículos pilosos hormônio dependentes. O hiperandrogenismo nem sempre causa hirsutismo e cerca de 30% das pacientes com SOP não apresentam esse sinal, mesmo apresentando níveis elevados de androgênios. A atividade da enzima 5 α redutase cutânea é que determina a presença ou não de hirsutismo e sua atividade parece ser mediada pelo fator de crescimento insulina-símile I (IGF-I). Outras manifestações do hiperandrogenismo são acne e alopécia.

*Obesidade*

A obesidade se associa à SOP em aproximadamente 50% das pacientes levando à incidência 30% maior do que a encontrada na população geral. A insulina e os glicocorticoides promovem a lipogênese e participam do controle da lipólise. A lipólise também é regulada por estimulação β adrenérgica e ao que parece as pacientes com SOP apresentam alterações no receptor β2 adrenérgico (β2 adrenorreceptor), que prejudicam a ação das catecolaminas, alterando a lipólise e facilitando o acumulo de gordura. Podem induzir a uma atividade simpática compensatória, levando ao aumento da resistência insulínica, hiperinsulinemia e hiperandrogenismo.

As mulheres obesas tendem a ser mais hirsutas e a apresentarem distúrbios mais intensos no ciclo menstrual. A obesidade parece ter importante papel no desencadeamento e na perpetuação do hiperandrogenismo.

## Acanthosis Nigricans

A *acanthosis nigricans* é uma papilomatose epidermoide com hiperpigmentação. A pele torna-se aveludada, verrucosa e hiperpigmentada. É geralmente observada ao redor da nuca e axila, sendo observada em cerca de 50% das mulheres obesas com SOP. Os fatores que induzem a lesão não estão completamente esclarecidos, mas sabe-se que há participação de insulina, do IGF-1, do fator de crescimento epidermoide e talvez da testosterona.

## Repercussões clínicas

Os principais efeitos secundários determinados pela SOP são decorrentes das alterações endócrino metabólicas. Esses efeitos podem determinar importantes repercussões em longo prazo. As principais alterações são a elevação dos níveis estrogênicos, o hiperandrogenismo e a hiperinsulinemia.

A resistência insulínica presente na SOP aumenta a necessidade de produção de insulina pelas células β do pâncreas. Em muitos casos ocorre uma deterioração destas células que podem passar a não conseguir suprir as necessidades de insulina, ocasionando um quadro de intolerância à glicose e até diabetes *mellitus* tipo 2.

Além disso, estas mulheres apresentam mudanças desfavoráveis no sistema hemostático apresentando aumento nas concentrações de inibidores de fibrinogênio e de plasminogênio (PAI-1) levando estas pacientes a terem maior risco para infarto do miocárdio. Pode também haver aumento nos níveis séricos de triglicerídeos, colesterol total e LDL colesterol. Outro fator de risco cardiovascular associado com a SOP é a hipertensão, já que o grupo de mulheres com SOP é mais propenso devido à obesidade e a hiperinsulinemia. A síndrome da apneia obstrutiva do sono também é um fator de risco cardiovascular e que tem incidência aumentada na SOP.

Diversos fatores de risco para o câncer de endométrio têm sido propostos como idade, nuliparidade, hipertensão, diabetes *mellitus*, ação estrogênica não antagonizada por progesterona, menopausa tardia e irradiação. Mulheres jovens com SOP apresentam ação estrogênica sem oposição progestacional o que aumenta o risco de câncer endometrial. Com relação ao câncer de mama e de ovário não existem dados que sugerem uma associação entre a doença e a SOP.

A incidência de abortamento de repetição em mulheres com SOP parece estar aumentada, porém sem uma relação causal estabelecida.

### Diagnóstico

O diagnóstico da SOP baseia-se principalmente no quadro clínico, isto é, história sugestiva de ciclos menstruais irregulares, infertilidade, e queixas de hiperandrogenismo. O exame físico irá confirmar estas últimas queixas, podendo também apresentar uma associação com obesidade. O quadro clínico é suficiente para o diagnóstico de anovulação e se iniciar a terapia adequada.

A partir do consenso de Rotterdan de 2003 para o diagnóstico da SOP, são necessários também ultrassonografia, dosagens de LH, testosterona, androstenediona, glicemia de jejum e insulina.

## Tratamento

O tratamento indicado para mulheres com infertilidade e desejo de gravidez é a indução da ovulação. Pode ser associada uma mudança no estilo de vida especialmente nas mulheres com sobrepeso com sugestão de pratica de exercícios físicos com controle alimentar, redução do consumo de álcool e tabagismo. Tanto a hiperinsulinemia quanto o hiperandrogenismo podem ser reduzidos com perda de peso que deve ser maior que 5% do peso inicial.

# Capítulo 9

# Indução da Ovulação

Selmo Geber
Marcos Sampaio

A ovulação é um processo fisiológico, que termina com a liberação do oócito maduro, do folículo ovariano, sendo posteriormente conduzido para a tuba, onde ocorrerá a fertilização. Esse fenômeno inicia-se com a elevação dos níveis do hormônio folículo estimulante (FSH), nos primeiros dias do ciclo menstrual, determinando o crescimento folicular. As células da granulosa irão secretar estrogênios em níveis crescentes até atingirem seu nível máximo, compatível com um diâmetro folicular médio de 2 cm, induzindo assim a liberação de LH pela hipófise. Esse hormônio é o responsável pela maturação oocitária e rotura folicular. A maturação folicular é caracterizada pela retomada da meiose por parte do oócito, do estágio de prófase I até o estágio de metáfase II da meiose, quando o mesmo se torna fertilizável. Após a ovulação, o corpo lúteo, iniciará a secreção de progesterona que, por sua vez, será responsável pela transformação do endométrio de proliferativo para secretor e sustentação da gestação.

Qualquer interferência em algum ponto desse processo leva à anovulação e infertilidade. A anovulação é a mais frequente causa de infertilidade feminina e seu diagnóstico pode ser feito clinicamente ou com propedêutica complementar. Em geral, mulheres com ciclos irregulares são anovulatórias, mas naquelas com ciclos regulares, o diagnóstico pode ser feito com rastreamento ultrassonográfico da ovulação ou dosagem de progesterona na fase lútea media.

Nesses casos, a indução da ovulação é o tratamento de escolha quando existe o desejo de gravidez. Diversas alternativas podem ser utilizadas como o citrato de clomifeno, tamoxifeno, ciclofenil, bromoergocriptina, gonadotrofina da menopausa humana (hMG), hormônio folículo estimulante (FSH) recombinante e análogo do hormônio liberador das gonadotrofinas (GnRH).

Antes de se iniciar o tratamento com indutores da ovulação, é fundamental a realização da propedêutica completa. O espermograma e a histerossalpingografia se alterados interferem no resultado do tratamento. Doenças da tireoide, supra-renais, hiperprolactinemia ou presença de tumores produtores de hormônios, quando presentes, devem ser tratados antes da indução da ovulação, pois podem ser a causa da anovulação.

## CITRATO DE CLOMIFENO

O citrato de clomifeno (CC) é um derivado trifeniletileno, constando de um estrogênio não esteroide, capaz de interagir com as proteínas de ligação aos receptores estrogênicos, de modo semelhante aos estrogênios naturais. Sua ação mais importante, entretanto, parece ser a de ocupar, por tempo prolongado, os receptores estrogênicos, impedindo assim a sua ocupação pelos estrogênios naturais e o seu reabastecimento. Esse efeito pode ser observado por períodos prolongados, ao contrário do observado em relação ao estrogênio natural, que apresenta meia-vida em torno de 24 horas. O CC não apresenta efeito progestacional, corticotrófico ou antiandrogênico.

Quando exposto ao clomifeno, o eixo hipotalâmico-hipofisário não é capaz de identificar a concentração de estrógenos endógenos, impedindo o *feedback* negativo sobre o FSH. Assim, o mecanismo neuroendócrino para secreção de GnRH é ativado. Em mulheres normo-ovulatórias sua administração causa um aumento da frequência de pulsos de FSH e LH secundário ao aumento da frequência de pulso do GnRH, e em mulheres anovulatórias ele estimula um aumento na amplitude dos pulsos de gonadotrofinas. Essas respostas determinarão um crescimento folicular e posterior ovulação. Observa-se, assim, que o efeito principal do CC não é estimular diretamente a ovulação, mas desencadear a sequência de eventos que culminam com a ovulação. Em contraste a esses efeitos estimulatórios, o efeito sobre a vagina, colo e útero é antiestrogênico, sem, entretanto determinar alterações nas taxas de implantação, efeitos negativos sobre o muco cervical ou sobre a fase lútea.

A indicação primária para o uso do CC é a infertilidade, devido à anovulação com níveis normais de gonadotrofinas e de prolactina. Para as mulheres com elevação nos níveis de prolactina, o CC pode apresentar-se bastante efetivo, principalmente quando associado ao uso de bromocriptina. Mulheres com FSH elevado no início do ciclo não irão responder ao tratamento. Em outros tratamentos para infertilidade, como inseminação intrauterina, e fertilização *in vitro*, também está indicado o seu uso. Para esses casos, o objetivo maior não é apenas a indução propriamente dita, mas aumentar o número de folículos, de forma a aumentar a quantidade de oócitos disponíveis a serem fertilizados.

A principal contraindicação é a gravidez apesar de não estar estabelecido se seu uso durante o início da gravidez aumente a incidência de anomalias congênitas. Quando existe uma doença hepática, é importante adiar o uso do CC, por ser metabolizado, em parte, no fígado. A presença de cistos ovarianos não interfere na sua eficácia e por isso não indicam o adiamento do seu uso.

O CC é administrado por via oral, por um período mínimo de cinco dias. A dose inicial deverá ser de 50 mg ao dia, podendo ser aumentada até 250 mg ao dia, para os casos de ausência de resposta. Poder ser iniciado em qualquer dos cinco primeiros dias do ciclo menstrual. Se houver desejo de um maior número de folículos, o início poderá ser mais precoce, isto é, no segundo ou terceiro dia do ciclo. Quando não houver necessidade de grande número de oócitos, deve-se iniciar no quinto dia do ciclo. Quando não houver resposta ovariana adequada mesmo se usando a dose máxima, deve-se optar por outra alternativa terapêutica, como a associação com metformina ou iniciar o uso de gonadotrofinas. Embora mulheres obesas frequentemente necessitem de doses maiores de CC, os resultados conseguidos são similares àqueles conseguidos nas mulheres magras.

Como aproximadamente 70% das mulheres que apresentam gestação após sucesso de indução da ovulação com CC o fazem com dose de 50 a 100 mg ao dia, sugere-se, em casos de necessidade de elevação da dose acima de 100 mg, avaliar a possibilidade de mudança de tratamento. Uma vez atingida a dose ovulatória, a mesma deverá ser mantida, uma vez que não foram observadas vantagens no aumento da dose em ciclos subsequentes. A maioria das gestações é obtida nos primeiros três ciclos de indução, sendo importante reavaliar a opção terapêutica depois de decorrido esse tempo.

É importante se realizar a monitorização da resposta ovariana à indução da ovulação. O melhor método é a ultrassonografia, pois permite acompanhar o crescimento folicular até atingir o tamanho pré-ovulatório e, posteriormente, confirma a rotura folicular pela visão de liquido livre na cavidade pélvica, mudança do padrão endometrial e ausência ou diminuição do folículo com possibilidade de identificar a presença do corpo lúteo. A grande vantagem desse método está no seu caráter não invasivo, associado ao relativo baixo custo e à elevada confiabilidade. A ultrassonografia deve ser iniciada entre o 3º e o 5º dia do ciclo para uma análise basal. Posteriormente, em exames sucessivos poderemos avaliar o tamanho e o número de folículos em crescimento e a espessura endometrial. Os casais impossibilitados de realizar monitorização da ovulação devem ser instruídos a manter intercurso sexual em dias alternados, iniciando 5 dias após o último comprimido de CC, durante um período de 12 dias. Um suporte de fase lútea, utilizando-se progesterona é recomendado devido à alta incidência de insuficiência lútea causada pelo uso de CC. A medida da progesterona sérica na fase lútea média, confirma a ovulação, quando necessário.

Quando houver crescimento folicular sem a ocorrência da ovulação propriamente dita, é importante a administração de gonadotrofina coriônica humana (hCG), de modo a induzir a rotura folicular, mimetizando o efeito do hormônio luteinizante.

Com o uso de CC, 85% das pacientes apresentam ovulação e 40% gravidez, em um período de 6 meses, sendo essa diferença decorrente dos efeitos adversos do CC. Os mais evidentes são a piora na qualidade e na quantidade do muco cervical, e uma diminuição da espessura endometrial com piora da receptividade para a implantação. Esta diferença nos resultados também pode refletir a presença de outras causas de infertilidade concomitante. A taxa de gestação múltipla é de 5% a 8% quase completamente de gêmeos. Não existem evidências de que o uso do CC aumente os riscos de malformações congênitas. Os outros efeitos adversos são mais raros: fogachos, distensão abdominal, dor, náuseas e vômitos, distúrbios visuais e mastalgia, além da síndrome de hiperestímulo ovariano.

## AGENTES SENSIBILIZADORES DA INSULINA

A associação entre anovulação e hiperinsulinemia sugere que a redução nas concentrações de insulina possa ter importância no tratamento da infertilidade. O diagnóstico da resistência a insulina pode ser feito pela medida da relação glicose/insulina de jejum, que quando menor que 4,5, tem eficiência diagnóstica com 95% de sensibilidade e 84% de especificidade. Por isso, agentes insulino-sensibilizantes, como a metformina e o troglitazone, vem sendo utilizados no tratamento de mulheres com essa associação.

A metformina é uma biguanida anti-hiperglicemiante utilizada há mais de 30 anos no tratamento do diabetes *mellitus* tipo 2, que provoca uma redução da glicemia por aumentar o uso periférico de glicose, inibir a gliconeogênese hepática e aumentar a sensibilidade insulínica em nível de pós-receptor. A dose indicada para o tratamento é de 500 a 850 mg por 2 a 3 vezes ao dia (1.500 a 1.700 mg). As taxas de ovulação são em média de 40%. O tratamento com metformina tem, como efeitos colaterais, náuseas, vômitos e diarreia. Em função destas reações, deve-se iniciar com doses menores, aumentando gradativamente até se chegar à dose terapêutica. Não devem utilizar o fármaco, pacientes com doenças hepáticas e alterações renais. Nos casos resistência ao CC, pode-se associar a metformina na dose de 1.500 a 1.700 mg/dia.

## AGONISTAS DA DOPAMINA

Os agonistas da dopamina são utilizados para mulheres com hiperprolactinemia e anovulação. Os fármacos mais comumente utilizados são a bromocriptina e a cabergolina, ambas derivadas dos alcaloides do ergot e mimetizam a dopamina ocupando seus receptores. O tratamento deve ser iniciado com baixas doses, aumentando-se gradativamente até se conseguir a normalizações dos níveis de prolactina. A bromocriptina inicia-se com 1,25 a 2,5 mg, tomadas ao deitar podendo chegar a 10 mg em duas tomadas diárias. A cabergolina deve ser tomada na dose de 2,5 mg por semana, sendo que a maioria das mulheres consegue normalizar os níveis de prolactina com 0,5 a 1,0 mg semanalmente. Os efeitos colaterais são geralmente bem tolerados e desaparecem nas 2 primeiras semanas de tratamento. Os mais comuns são as náuseas, vertigens, vômitos e hipotensão ortostática, sendo encontrados em maior gravidade com o uso da bromocriptina.

## INIBIDORES DA AROMATASE

São compostos não esteroides que suprimem a biosintese de estrógenos pelo bloqueio da ação da enzima aromatase que converte androstenediona e testosterona em estrógenos. Com a baixa dos níveis de estrógenos ocorre uma liberação do hipotálamo do efeito do *feedback* negativo e a indução de um pico de FSH. Os inibidores da aromatase não ocupam os receptores estrogênicos e, portanto não tem efeitos adversos sobre o muco cervical e endométrio. O letrozol é o mais usado inibidor da aromatase sendo prescrito na dose de 2,5 mg/dia nos dias 3-7 do ciclo menstrual. Ainda são limitadas as informações sobre possíveis efeitos teratogênicos deste fármaco. No momento sua utilização para as mulheres anovulatórias resistentes ao citrato de clomifeno parece promissora, mas sua utilização como fármaco de primeira linha ainda permanece em estudo, não sendo aprovado o seu uso no Brasil.

## GONADOTROFINAS HUMANAS (MENOTROPINAS)

O objetivo do uso das menotropinas (hMG) é aumentar os níveis de gonadotrofina circulante no mesmo período da secreção fisiológica, de modo a aumentar o recrutamento, a seleção e a maturação folicular e permitir uma adequada função lútea. Inicialmente, seu uso era indicado para mulheres com disfunção gonadotrófica, mas com presença de órgãos-alvo capazes de resposta. Posteriormente, passou a ser utilizada mesmo nos casos de mulheres com função gonadotrófica normal (indução da ovulação para coito programado) e, principalmente, nos casos de estimulação ovariana, para tratamento com inseminação intrauterina, Fertilização *in vitro* e ICSI.

Os esquemas terapêuticos podem variar de acordo com a resposta de cada paciente. Inicialmente, deve-se administrar uma dose de 75 a 150 UI de hMG por um período fixo de aproximadamente cinco dias. A data da primeira dose pode variar do 2º ao 5º dia do ciclo menstrual, de acordo com o número de folículos desejados, isto é, quanto mais precoce o início, maior o número de folículos obtidos. O mais comum é iniciar no 3º dia do ciclo. A partir deste, deve-se manter a dose por cinco dias, e posteriormente iniciar a monitoração da foliculogênese, através da ultrassonografia seriada, no 9º dia do ciclo. A dose a seguir será adequada de acordo com a resposta individual de cada paciente. Quando os folículos atingem um diâmetro médio de 17 mm deve-se administrar o hCG para induzir a rotura folicular.

Outra maneira de iniciar-se a administração de hMG é associando-o ao CC. O CC será utilizado do 3º ao 7º dia do ciclo e as gonadotrofinas no 3º, 5º e 7º dias do ciclo. A adequação das doses será feita de acordo com a resposta individual. A maior vantagem dessa associação é a diminuição dos custos do tratamento, uma vez que se utiliza uma dose menor de gonadotrofinas. A adequação da dose se dará da mesma maneira. Nos casos de boa resposta, não se faz necessária a complementação com hMG após o 9º dia.

Os resultados de tratamento com hMG podem ser avaliados através do sucesso em se conseguir uma foliculogênese adequada com posterior ovulação ou através das taxas de gestação. A ovulação é observada em mais de 90% das pacientes, e as taxas de gestação variam de 30% a 90% em seis meses de tratamento, de acordo com a doença de base e a idade das pacientes. Mulheres com idade > 35 anos apresentam redução significativa nas taxas de gestação independentemente do tipo de diagnóstico ou tratamento. Idealmente deve-se realizar este tipo de tratamento por, no máximo, três tentativas.

As principais complicações observadas após a utilização de hMG são síndrome de hiperestímulo ovariano e gestação múltipla. As incidências de hiperestímulo de leve a moderado estão em torno de 3,5%, e os casos graves, em torno de 0,5%.

Quando se realiza uma monitoração da foliculogênese de forma adequada, essas taxas apresentam-se diminuídas, uma vez que é possível evitar a administração de hCG, responsável direto pelo estabelecimento da síndrome. O distúrbio básico da síndrome de hiperestímulo está baseado na saída de líquido do espaço intravascular para o terceiro espaço, com consequentes hipovolemia e problemas circulatórios e excretórios. A presença de ascite parece ser devida a um aumento da permeabilidade capilar ovariana, determinando uma drenagem dos capilares pélvicos. Essa perda de líquidos e proteínas para o terceiro espaço causará hipovolemia e hemoconcentração, com consequente diminuição da pressão arterial e da pressão venosa central. Assim, a síndrome de hiperestímulo poderá apresentar-se nas formas leve, moderada e grave. Com relação às taxas de gestação gemelar após indução da ovulação com hMG, observa-se uma variação em torno de 5%, e, para trigemelar, as taxas são inferiores a 1%. Obviamente, esse incremento na incidência de gemelaridade se deve ao aumento do número de oócitos disponíveis para serem fertilizados. Como igualmente realizada para a síndrome de hiperestímulo ovariano, a adequada monitoração do crescimento folicular diminui a possibilidade de gemelaridade, uma vez que se torna possível o cancelamento de um ciclo em que haja um número excessivo de folículos em desenvolvimento. Um número de folículos pré-ovulatórios superior a cinco é responsável pelo aumento nas taxas de gemeralaridade. Não existem evidências que a terapia com gonadotrofinas esteja associada com aumento do risco de anomalias congênitas, como também não existem evidências estabelecidas sobre uma relação causal entre tratamento com gonadotrofinas e câncer de mama ou ovário.

# Hormônio folículo estimulante (FSH)

A partir da tecnologia recombinante foi produzido FSH que estimula o crescimento folicular tão ou mais eficientemente do que as gonadotrofinas urinárias, sem apresentar variações de atividade biológica nas ampolas e sem conter extratos proteicos contaminantes, presentes nas preparações urinárias. Além disso, por ser uma formulação livre de LH, é teoricamente mais próximo ao fisiológico. Por ser mais puro do que o hMG, pode ser utilizado por via subcutânea e, assim, ser menos traumático para as pacientes. As formas disponíveis variam de ampolas de 75 UI a canetas com 900 UI. Os resultados obtidos com a utilização dessa formulação são semelhantes aos encontrados com o uso de hMG. A monitoração da foliculogênese deverá ser rigorosa, e a dose inicial também irá variar de 75 a 150 UI, por um período de cinco dias, com posterior adequação da dose, de acordo com a resposta individual. Os efeitos adversos são também a síndrome de hiperestímulo ovariano e a gestação múltipla.

# Análogos do GnRH

O objetivo da utilização de análogos do hormônio liberador das gonadotrofinas (GnRH) como adjuvante para indução da ovulação é inibir a produção endógena das gonadotrofinas. Esse efeito é alcançado porque os análogos do GnRH determinam uma hipofisectomia clínica e provisória por um mecanismo de *down regulation*, com consequente hipogonadismo hipogonadotrófico. Uma vez atingido o efeito desejado (confirmado através de medida de estradiol sérico inferior a 30 pg/mL) inicia-se a administração de FSH para estimular a foliculogênese, que deverá ser monitorada adequadamente. Quando os folículos atingem o tamanho adequado, isto é, de 16 a 18 mm, administra-se hCG para induzir a ovulação propriamente dita, pois como a hipófise se apresenta não funcionante, não haverá liberação de LH. As formas de administração encontradas são a intranasal, subcutânea, intramuscular e subdérmica, podendo ser de uso diário e de depósito. O início do uso pode ser tanto na fase folicular inicial, (2º dia do ciclo) quanto na fase lútea tardia (22º dia do ciclo).

Outra maneira de se utilizar os análogos do GnRH é aproveitando-se de seu efeito inicial de estimulação ovariana (flare-up), pela liberação excessiva de gonadotrofinas. A somatória desses efeitos com a administração de FSH proporcionará uma estimulação folicular mais intensa, o que pode ser indicado para os casos de baixa resposta. Independentemente do protocolo utilizado, é importante o suporte da fase lútea, uma vez que a liberação de LH endógeno encontra-se bastante baixa. O suporte da fase lútea deve ser feito com progesterona por via vaginal.

## GnRH PULSÁTIL

O objetivo desse tratamento é mimetizar o estimulo hipotalâmico sobre a hipófise, determinando a liberação das gonadotrofinas, que estimularão o crescimento folicular e a ovulação. De modo a mimetizar o ciclo fisiológico o GnRH dever ser utilizado de forma constante e pulsátil, através de uma bomba de infusão. A principal indicação para esse método terapêutico é a de causa hipotalâmica, quando o GnRH endógeno apresenta-se disfuncional ou ausente. Para detectar-se a eficácia do tratamento, basta a monitorização em um único ciclo. Os demais decorrerão normalmente até que a gestação seja obtida A manutenção da fase lútea pode ser obtida pela simples continuação do uso da bomba de infusão. Outra opção é a administração de progesterona.

O risco de efeitos colaterais é bastante reduzido, uma vez que o ciclo é bastante semelhante ao fisiológico. A taxa de gravidez obtida nesse tipo de tratamento apresenta-se semelhante á encontrada fisiologicamente, isto é, 20% por mês de tratamento. As taxas acumulativas em 6 meses para ovulação são superiores a 80%. Suas desvantagens incluem a necessidade de conectarem-se ao corpo todos os dias e a possibilidade de reações cutâneas.

### Tratamento cirúrgico

O objetivo do tratamento cirúrgico é diminuir a porção de tecido produtor de testosterona, melhorando o ambiente intraovariano para o melhor desenvolvimento folicular. Além disso, ocorre uma consequente diminuição dos níveis de inibina circulante, com posterior incremento nas taxas de FSH circulante. A associação desses dois efeitos é responsável pelo retorno da foliculogênese normal. O resultado direto desse tratamento é bastante variável; entretanto, a grande maioria das pacientes apresenta uma melhora provisória nos níveis hormonais, com posterior retorno aos níveis hiperandrogênicos. Além disso, a possibilidade de formação de aderências pélvicas com comprometimento da fertilidade apresenta-se como um fator desestimulante do método. Por fim, existe ainda o risco inerente a todo ato operatório. A somatória desses efeitos deve ser sempre pesada antes de se proceder à ressecção em cunha dos ovários. Os efeitos benéficos dos tratamentos clínicos apresentam-se não somente superiores, como também sem a irregularidade da resposta cirúrgica e os riscos inerentes ao método.

# Capítulo 10

# Hiperprolactinemia

Marcello Valle
Monique Ubaldo

A hiperprolactinemia define-se como uma elevação persistente dos níveis séricos de prolactina (PRL). É a alteração mais comum do eixo hipotálamo-hipofisário, predominando no sexo feminino, em mulheres que não estão gestando ou amamentando. Sua prevalência é de 0,4% na população em geral, podendo chegar a 9% a 17% em mulheres avaliadas por infertilidade, 20% a 30% nas investigadas devido à amenorreia secundária, subindo para 75% se a amenorreia vier acompanhada de galactorreia.

A dosagem de PRL tem indicação na investigação de infertilidade, distúrbios menstruais, galactorreia e disfunção sexual, esta última podendo ocorrer em ambos os sexos. Como a conduta terapêutica desta doença é guiada pela etiologia, é de extrema importância um diagnóstico acurado das diferentes situações clínicas.

## A MOLÉCULA DE PROLACTINA

A PRL humana pode circular de varias formas, sendo a mais comum um monômero que representa 80% a 90% do total do hormônio em pacientes normais ou com prolactinomas, com peso de aproximadamente 23 kDa. Também é encontrada como um D-dímero com peso molecular em torno de 45 kDa ou com alto peso molecular com 150 a 170 kDa (macroprolactina), que geralmente é formada por um complexo antígeno-anticorpo de prolactina monomérica e IgG ou por complexos glicosilados. Devido às diferenças de tamanho e diferenças estruturais a prolactina é considerada uma molécula heterogênea, o que explica situações clínicas onde seus níveis são normais, mas a paciente se apresenta com galactorreia.

## CONTROLE PORTA-HIPOFISÁRIO DA SECREÇÃO DE PROLACTINA

O controle da secreção da PRL é complexo e engloba tanto fatores inibidores quanto estimuladores. Trata-se de um hormônio polipetídeo sintetizado e secretado por células especializadas da adeno-hipófise, os lactotrofos. Na gestação e lactação ocorre hiperplasia e hipertrofia destas células. Também é sintetizada em áreas extrapituitárias como glândulas mamárias, útero, placenta e linfócitos T. A secreção de prolactina se faz de maneira pulsátil e obedece a um ritmo circadiano, estando aumentada durante a noite, na dependência do sono. É afetada por estímulos tanto internos quanto externos como amamentação, estresse e aumento dos níveis de esteroides ovarianos, principalmente o estrogênio. Tais estímulos são traduzidos pelo hipotálamo que regula fatores inibitórios da prolactina na hipófise.

Substâncias endógenas que regulam a liberação de prolactina têm múltiplas áreas de ação: elas podem agir a nível hipotalâmico como neurotransmissor ou a nível pituitário como neuro-hormonios. Além desses fatores, a secreção de prolactina é influenciada por fatores liberados pelos próprios lactotrofos (regulação autocrina) ou por outras células dentro da glândula pituitária (regulação parácrina). Entretanto, sua secreção está sob o controle predominantemente inibitório do hipotálamo. A dopamina, neurotransmissor produzido pelas células tuberoinfundibulares hipotalâmicas, é o principal fator inibitório da secreção de prolactina. Existem receptores de dopamina localizados na membrana dos lactotrofos.

Os neurônios dopaminérgicos dos núcleos periventricular e arqueado do hipotálamo liberam dopamina para a glândula pituitária anterior no sistema porta hipofisário. O mecanismo mais plausível para o aumento da secreção de prolactina pela hipófise é a retirada do fator inibitório, no caso a dopamina, ou seja, um dado estímulo pode reduzir o efeito inibitório tônico do hipotálamo que impede que a hipófise produza prolactina espontaneamente em altos níveis.

Alguns fatores que intermediam o controle da secreção de prolactina pela dopamina tem sido descritos, mas basicamente esse processo acontece por um mecanismo de *feedback*. A elevação dos níveis de prolactina aumenta a síntese hipotalâmica de dopamina e sua concentração no sistema porta hipofisário, que por sua vez inibe a secreção de prolactina. A síntese de dopamina fica reduzida nos casos de hipofisectomia ou baixos níveis de prolactina pelo uso da bromocriptina (agonista dopaminérgico).

Além do sistema neuroendócrino dopaminérgico hipotalâmico, a acetilcolina exerce efeito inibitório sobre a secreção hipofisária de prolactina à medida que estimula neurônios dopaminérgicos.

Com relação aos neuropeptideos, o TRH produzido no hipotálamo tem sido descrito como estimulador da liberação de prolactina de uma maneira dose- dependente. Entretanto, a liberação de prolactina e TSH parece estar dissociada, tanto que a secreção de TSH é pouco ou não afetada por fatores como estresse e amamentação, ao contrario da prolactina.

Também a ocitocina produzida pela hipófise posterior apresenta efeito estimulatório sobre a secreção de prolactina. Alguns neurotransmissores, neuromoduladores e hormônios periféricos exercem efeito diretamente no sistema hipotalâmico dopaminérgico.

O estrogênio também aumenta a secreção de PRL, o que explica porque mulheres na pré-menopausa apresentam níveis mais elevados do que as mulheres pós-menopáusicas e do que os homens.

Os agentes inibitórios levam a um aumento da produção de PRL à medida que diminuem a atividade da dopamina. Alguns deles são serotonina, norepinefrina, histamina, peptídeos opioides endógenos como as endorfinas, e o neurotransmissor GABA. Alguns dos agentes que agem no hipotálamo e levam à diminuição da liberação da PRL através do estimulo dos neurônios dopaminérgicos são acetilcolina, glutamato, calcitonina e progesterona.

A principal área de ação da PRL é a mama, na qual estão presentes os receptores específicos nos alvéolos mamários. Durante a gestação, a PRL estimula, junto a outros hormônios como estrogênio, progesterona, cortisol entre outros, o desenvolvimento do tecido mamário. Nesse período, seu efeito estimulatório sobre a síntese de proteínas do leite, lipídeos e carboidratos encontra-se bloqueado devido aos altos níveis de progesterona e estrogênios. Após o parto, ocorre a diminuição dos níveis desses dois hormônios possibilitando a lactogênese e a secreção do leite.

## Quadro clínico

Disfunção gonadal que acarreta infertilidade é a manifestação clínica mais comum da hiperprolactinemia em mulheres. Isso ocorre porque a prolactina inibe a secreção do hormônio liberador de gonadotrofinas (GnRH), com redução da secreção pulsátil das gonadotrofinas (FSH – hormônio folículo estimulante, e LH – hormônio luteinizante), presumidamente através da produção de opioides. A pituitária responde normalmente ao GnRH ou de modo aumentado, assim indicando que o mecanismo da amenorreia é uma diminuição no GnRH. A hiperprolactinemia, em mulheres, também diminui o efeito *feedback* positivo dos estrogênios sobre as gonadotrofinas.

Tumores cerebrais grandes podem causar alterações neurológicas como dores de cabeça e alterações visuais devido a compressão de estruturas intracranianas pela massa tumoral. Os macroprolactinomas, que são mais comuns em homens, podem cursar com disfunções sexuais como diminuição da libido e impotência e galactorreia.

Galactorreia pode ocorrer em uma grande porcentagem de mulheres com hiperprolactinemia, embora também possa ocorrer em pacientes com níveis séricos de PRL normais (galactorreia idiopática).

Outros sintomas menos frequentes são a diminuição da libido e dispareunia devido à deficiência de estrogênio. Aumento da ansiedade e depressão pode ocorrer. O hipoestrogenismo associado com a hiperprolactinemia pode causar osteopenia em mulheres na perimenopausa, apesar de que este evento pode ocorrer independente dos níveis de estrogênio.

Nas mulheres na pós-menopausa o único sinal pode ser o desaparecimento dos fogachos, em consequência da diminuição dos níveis de gonadotrofinas. Galactorreia é rara.

Nas meninas, a hiperprolactinemia pode causar amenorreia primaria e, dependendo da idade em que o distúrbio ocorre, pode haver retardo ou interrupção da puberdade.

## Causas de hiperprolactinemia

A hiperprolactinemia quando crônica é considerada patológica. Entre as causas destacam-se o uso de fármacos, doenças ou tumores hipotalâmicas-hipofisárias e doenças sistêmicas.

### Causas fisiológicas

Gravidez e amamentação são períodos em que os níveis de prolactina estarão fisiologicamente aumentados. Além disso, estresse, exercício físico, relação sexual e sono liberam um ou mais fatores estimuladores da PRL, o que acarreta em aumento dos níveis séricos.

### Uso de fármacos

O uso de fármacos que interferem nos mecanismos neuroendócrinos reguladores da secreção de PRL é a causa mais comum de hiperprolactinemia. São inúmeros os fármacos que causam elevação nos níveis de PRL, muitos deles amplamente utilizados na prática clínica por diferentes especialistas. A hiperprolactinemia farmacológica deve ser investigada através de uma anamnese detalhada e dirigida, com ênfase sobre o seu uso episódico ou crônico que possam explicar o distúrbio.

Os fármacos que podem acarretar um quadro de hiperprolactinemia geralmente são aqueles que interferem nos neurotransmissores dopaminérgicos. Geralmente são fármacos usados no tratamento de doenças crônicas como esquizofrenia, depressão e hipertensão. Além disso, fármacos opioides que interagem com o sistema dopaminérgico hipotalâmico e são usadas no alivio de dores crônicas e no manuseio da dor em pacientes com câncer podem alterar a secreção de prolactina, variando com o tipo de fármaco, dose e duração do tratamento. O uso de estrogênio também pode alterar os níveis de PRL.

Alguns fármacos que podem causar hiperprolactinemia e agem como fortes estimuladores na secreção de PRL são risperidona (usada no tratamento da esquizofrenia), metoclopramida (usada no tratamento de afecções gástricas, apresentando um efeito estimulador agudo) e fenfluramina (anorexígeno). Fármacos que causam moderada secreção de PRL são haloperidol (tratamento da esquizofrenia), espiradolina (usado no tratamento da dor crônica), reserpina (usada para doenças cardiovasculares), domperidona (afecções gástricas) e metadona. Fármacos com efeito estimulador a curto-prazo são moclobemida e desimipramina (usadas no tratamento da depressão), morfina (tratamento da cor crônica), metildopa (tratamento da hipertensão). Verapamil (tratamento de doenças cardiovasculares) age como estimulador crônico da PRL e paroxetina (tratamento da depressão) age como estimulador em longo prazo. Drogas ilícitas como heroína e cocaína também podem aumentar os níveis de PRL.

## Prolactinomas

Diante de um caso de hiperprolactinemia, devemos pensar na possibilidade do fator causal ser um prolactinoma. Esses tumores representam 40% a 60% dos casos de adenomas hipofisários funcionantes. A relação mulher/homem é de 20:1 nos microprolactinomas e de 1:1 nos macroprolactinomas.

Em relação a sua evolução natural, sugere-se que alterações genômicas que alterem um único lactotrofo é o gatilho para a formação desses tumores. As células alteradas escapam da regulação do ciclo celular normal e começam a se proliferar mais rapidamente em resposta a fatores de crescimento locais, os quais são abundantes na hipófise. Além disso, as mutações celulares podem causar perda da responsividade à dopamina. Os microprolactinomas tem crescimento lento e geralmente não evoluem para macroprolactinomas, sugerindo uma etiologia diferente dos dois tipos tumorais. Ambos os tumores são secretores de prolactina, sendo que os níveis se secreção desse hormônio geralmente são proporcionais ao seu tamanho.

Como regra geral, os níveis séricos de PRL usualmente são maiores do que 200 μg/L nos casos de macroprolactinomas, enquanto nos microprolactinomas eles são menores do que 200 μg/L. Os microprolactinomas são aqueles que medem menos de 10 mm de diâmetro e os macroprolactinomas são os que medem mais de 10 mm de diâmetro.

Para diagnóstico de tumor hipofisário, além de níveis de PRL persistentemente aumentados, devemos ter um exame de imagem, preferencialmente ressonância nuclear magnética, mostrando imagem compatível com tumor. Nos pacientes com tumores volumosos no exame de imagem e níveis de PRL menores que

200 µg/L, é fundamental estabelecer o diagnóstico diferencial entre pseudoprolactinoma e macroprolactinoma, pela possibilidade de estar ocorrendo efeito-gancho (*hook effect*) na dosagem de PRL. O efeito gancho ocorre em imunoensaios e se caracteriza pela leitura de valores falsamente baixos de PRL em casos de macroprolactinomas que secretam grandes quantidades do hormônio. Quando a concentração real de PRL no soro do paciente é extremamente elevada, a PRL se liga ao anticorpo de captura, mas também se liga de modo inadequado ao anticorpo sinalizador em suspensão, impedindo este último de formar o sanduíche com o anticorpo de captura ligado à PRL. Na suspeita de efeito-gancho, o médico deve solicitar ao laboratório que faça a dosagem de PRL após diluição do soro 1:100, quando se observará um aumento dramático na concentração hormonal.

Os macroprolactinomas são mais comuns nos homens do que nas mulheres. Cerca de 80% a 90% dos homens com esses tumores apresentam disfunções sexuais como diminuição da libido e impotência, e cerca de 10% a 20% apresentam galactorreia.

### Outros tumores cerebrais

Tumores selares ou perisselares que fazem compressão sobre a haste hipofisária podem impedir que a dopamina alcance os lactotrofos e bloqueie a secreção de PRL. Como nesses casos a hiperprolactinemia resultante não é por produção hormonal aumentada, estas lesões são denominadas pseudoprolactinomas e incluem: macroadenomas hipofisários não funcionantes, cistos de Rathke, craniofaringeomas, meningeomas, germinomas, gliomas, hamartomas, metástases etc. Nos pseudoprolactinomas, os níveis de PRL são geralmente menores do que 150 µg/L.

## Outras causas

No hipotireoidismo primário, a diminuição na produção dos hormônios tireoidianos resulta em aumento na produção do hormônio liberador da tireotrofina (TRH) que, em níveis elevados, exerce efeito estimulatório sobre os lactotrófos, causando hiperprolactinemia. Isso pode ocorrer inclusive em pacientes com hipotireoidismo subclinico. Aumentos leves a moderados nos níveis de PRL são encontrados em cerca de 30% das mulheres com ovários policísticos. Níveis aumentados de PRL são encontrados em 70% a 90% das mulheres com doença renal terminal. A hiperprolactinemia observada na insuficiência renal ocorre por diminuição da depuração da PRL.

Pacientes com cirrose hepática apresentam hiperprolactinemia em até 20% dos casos. Também pode apresentar-se como manifestação ocasional da doença de Addison, reversível após a reposição de corticoides.

Lesões irritativas da parede torácica, como as que decorrem de herpes zoster, toracotomias, queimaduras ou mastectomias causam hiperprolactinemia por estimulação de vias neurais aferentes.

Outra causa de hiperprolactinemia é o fenômeno da macroprolactina. Esta resulta de uma ligação anômala da PRL a imunoglobulinas circulantes, formando um complexo de alto peso molecular. O diagnóstico de macroprolactinemia deve ser considerado em indivíduos assintomáticos ou que se apresentem com queixas não relacionadas à hiperprolactinemia que foi detectada em um exame laboratorial.

O diagnóstico de hiperprolactinemia idiopática pode ser considerado quando as prováveis causas forem excluídas. Na maioria dos casos, os valores de PRL não ultrapassam 100 ng/mL.

# Diagnóstico

Deve-se em um primeiro momento descartar gestação. Uma boa anamnese deve ser feita para um correto diagnóstico de hiperprolactinemia. Isso inclui história clínica detalhada, uso de fármacos ou drogas ilícitas, exame físico, achados laboratoriais e presença de macroprolactinemia.

## Achados laboratoriais

Valores de PRL aumentados de forma leve a moderada (até 5 vezes o limite superior do valor de referência) devem ser confirmados através de uma segunda dosagem. A medida deve ser feita idealmente pela manhã, após 20 minutos de repouso. O resultado deve ser analisado conforme os valores de referência para idade, sexo e métodos laboratoriais.

Pacientes assintomáticas com níveis elevados de PRL (geralmente inferiores a 100 ng/dL) pode-se solicitar pesquisa de macroprolactinemia. O método de detecção e quantificação mais empregado é a precipitação com polietilenoglicol (PEG).

Pacientes com SOP, cirrose ou em uso de fármacos que podem elevar a PRL, os níveis geralmente são menores que 100 ng/mL. Entretanto, pacientes com insuficiência renal podem apresentar níveis tão elevados quanto 2000 ng/mL.

Quanto aos prolactinomas, os níveis séricos de PRL usualmente são maiores do que 200 µg/L nos casos de macroprolactinomas, enquanto nos microprolactinomas eles são menores do que 200 µg/L.

## Exames de imagem

A tomografia computadorizada (TC) e principalmente a ressonância nuclear magnética de sela túrsica permitem a visualização dos prolactinomas e outros tumores dessa região implicados na etiologia da hiperprolactinemia. Entretanto, exames de imagens devem ser solicitados somente depois de excluídas as causas secundárias desta doença, exceto em pacientes com óbvias manifestações neurológicas e oftálmicas.

## TRATAMENTO

Níveis séricos dentro dos limites da normalidade devem ser buscados, com o intuito de restaurar a ovulação, tratar infertilidade, cessar a galactorreia e, nos casos dos prolactinomas, reduzir o volume tumoral preservando a função da hipófise e evitando a progressão da doença. O tratamento farmacológico deve ser a terapia de escolha e envolve o uso de agonistas da dopamina (AD). Esses fármacos são divididos em dois grupos: derivados do ergot (bromocriptina, pergolida, lisurida, tergurida, cabergolina etc) e não derivados do ergot (quinagolida).

Na prática clínica, os mais utilizados são a bromocriptina e a cabergolina. A bromocriptina é um agonista dopaminérgico que se liga aos receptores de dopamina, logo age inibindo a secreção de PRL. A dose oral habitual necessária para restaurar a menstruação e normalizar a PRL é 2,5 mg a 15 mg, dividida em duas tomadas diárias. Recomenda-se iniciar com doses baixas, como por exemplo, 2,5 mg ao deitar e com alimento, para daí aumentar a dose progressivamente até que se chegue a dose efetiva. Os efeitos adversos iniciais mais comuns são náuseas, cefaleia e fraqueza (devido à hipotensão ortostática por relaxamento dos músculos lisos esplâncnicos e do leito renal, assim como pela inibição da secreção de noradrenalina e pela inibição central da atividade simpática). Efeitos neuropsiquiátricos podem ocorrer em menos de 1% das pacientes. Outros efeitos incluem cólicas abdominais, vertigens, congestão nasal, fadiga. Havendo desejo de gestar, as pacientes devem ser instruídas a usar um método de barreira até a regularização do ciclo. A partir de então, quando houver atraso menstrual, o fármaco deve ser interrompido e a gravidez investigada. Usado desta forma, não tem sido relatado aumento de abortamento ou malformação congênita.

A cabergolina apresenta menos efeitos adversos que a bromocriptina e apresenta posologia mais cômoda. A dose inicial é de 0,25 mg 2 vezes por semana, sendo que a dose usual é de 0,5 a 1 mg, 1 a 2 vezes por semana. Os efeitos colaterais incluem náuseas, cefaleia, tonturas e fadiga, e são de intensidade leve a moderada. Apesar de a incidência de malformações congênitas com o uso da cabergolina não seja significativa, os estudos que avaliaram esse achado foram descritos com numero limitado de pacientes. Mulheres que apresentam níveis hiperprolactinemia, mas com níveis não muito elevados respondem bem com a dose de 0,25 mg a cada 7 dias. Para aquelas com níveis mais altos deve-se iniciar com 0,5 mg a cada 7 dias. A dose pode ser adequada de acordo com a resposta individual.

Nas pacientes assintomáticas, principalmente se os ciclos menstruais são regulares, a conduta pode ser expectante.

Quanto ao tratamento e à abordagem cirúrgica dos prolactinomas, os microprolactinomas, cujo crescimento é lento, podem ser apenas acompanhados dependendo dos sintomas e da vontade da paciente em corrigir os distúrbios menstruais, infertilidade, disfunção sexual e sintomas de hipoestrogenismo. Se for necessário o uso de AD, a dose pode ser reduzida gradualmente até a suspensão em pacientes cujos valores de prolactina normalizam por pelo menos um ano, principalmente quando ocorre desaparecimento do tumor no exame de imagem. Recomenda-se que se faça dosagem anual da prolactina nestes casos.

Em compensação os macroprolactinomas devem ser tratados na grande maioria das vezes. Seu seguimento deve ser realizado em conjunto com o endocrinologista. O tratamento dos prolactinomas inclui terapia com agonistas da dopamina, ressecção cirúrgica e radiação. Recomenda-se sempre a realização de campimetria, além de exame de imagem de controle após 6 meses do início do tratamento e depois, anualmente, conforme a evolução do quadro. A normalização da prolactina geralmente ocorre 2 a 3 semanas após o início dos AD. Com o uso desses fármacos, observa-se redução do volume tumoral em 75% a 80%.

Para casos onde a ressecção cirúrgica se faz necessária, diversos estudos revelam que a abordagem transesfenoidal resulta em níveis plasmáticos de PRL normais em cerca de 60% a 70% pacientes com microprolactinomas e 25% a 30% daqueles com macroprolactinomas. A taxa de mortalidade cirúrgica é inferior a 1% e as complicações da cirurgia tendem a ser rinorreia e diabetes insipidus transitório. Tumores maiores têm menor chance cirúrgica de cura e recorrem com maior frequência. Atualmente o uso de radioterapia para esses tumores tem sido substituído pelo uso de agonistas da dopamina e fica reservado a tumores que não respondem a essa medicação, pacientes com intolerância a dopamina ou que não querem usar medicação por um longo período de tempo.

Nas pacientes com hiperprolactinemia secundárias a uso de fármacos, este deve ser substituído sempre que possível com o consentimento do médico que os prescreveu. Caso não seja possível a sua suspensão e havendo manifestações de hipogonadismo, pode-se utilizar anticoncepcional oral combinado para corrigir o hipoestrogenismo.

## Capítulo 11

# Perda Gestacional de Repetição

Rodrigo Hurtado
Marcos Sampaio
Selmo Geber

Define-se a ocorrência de três ou mais abortos clinicamente reconhecidos antes de 20 semanas, contadas a partir da última menstruação como perda gestacional de repetição sendo que a investigação clínica pode ser iniciada após dois abortos espontâneos consecutivos, sendo possível detectar uma causa definida em apenas 50% dos casos.

## ETIOLOGIA

- Etiologias propostas para a perda gestacional recorrente
    - Fatores genéticos
        - Cromossômicos;
        - Defeitos isolados de gene;
        - Multifatoriais.
    - Fatores anatômicos
        - Fusão incompleta dos ductos de Muller ou falha de reabsorção do septo;
        - Exposição ao DES;

- Anomalias da artéria uterina;
- Incompetência istmo-cervical;
- Leiomiomas;
- Sinéquias;
- Incompetência istmo-cervical.

- Fatores endócrinos
  - Síndrome do ovário policístico;
  - Diabetes *mellitus*;
  - Alterações da tireoide;
  - Distúrbios da prolactina.

- Fatores infecciosos
  - Bactérias;
  - Vírus;
  - Parasitas;
  - Fungos.

- Fatores imunológicos
  - Deficiência de células ou fatores supressores;
  - Alteração na expressão do antígeno de histocompatibilidade principal;
  - Alteração na regulação imune celular;
  - Anticorpos antifosfolípides;
  - Anticorpos antitireoidianos;
  - Anticorpos antiespermatozoides;
  - Anticorpos antitrofoblasto.

- Fatores trombóticos
    - Defeitos genéticos isolados do fator V de Leiden;
    - Trombose mediada por anticorpos.

## Fatores genéticos

Estudos de cariotipagem de produtos de abortamento realizados com número muito significativo de casos demonstram que aproximadamente 50% dos abortamentos de 1º trimestre são aneuplóides e 30% dos de 2º trimestre. Estes estudos subestimam grosseiramente a real incidência de anormalidades cromossômicas uma vez que o cariótipo é obtido de cultura de células provenientes de curetagens onde a contaminação com células maternas, que sobrevivem muito melhor ao cultivo do que células aneuplóides, é muito grande. Estudos mais recentes utilizando técnicas como a hibridização *in situ* (FISH) ou hibridização genômica comparativa (CGH) demonstram incidências de 75% de aneuploidias em abortamentos.

Dentre abortamentos espontâneos, as aneuploidias e poliploidias constituem as anormalidades genéticas mais comuns que contribuem para esta ocorrência. As trissomias autossômicas são o tipo mais frequente de anomalia observada, particularmente dos cromossomos 13 a 16, 21 e 22, seguidas pela monossomia do X.

No caso específico das perdas de repetição, as translocações balanceadas, onde não ocorrem perdas ou acréscimo de material genético, são as anormalidades de maior importância. Há dois tipos principais de translocações, as recíprocas e as robertsonianas. Se tratando da translocação recíproca, nenhum material genético é perdido, ocorrendo apenas a troca recíproca dos segmentos extraídos com a quebra, não alterando, portanto o número total de cromossomos. A translocação robertsoniana ocorre quando dois cromossomos acrocêntricos perdem seus braços curtos que se unirão próximo à região centromérica, formando assim um único cromossomo, o que resulta em um indivíduo com um cromossomo formado apenas com braços curtos. Durante a meiose os cromossomos acometidos darão origem a 66% de células haplóides com alteração numérica que, se fertilizadas, gerarão embriões monossômicos ou trissômicos. A grande maioria dos gametas e dos embriões com estado cromossômico anormal não sobrevive. Dentre os que sobrevivem, os nascidos vivos são portadores de uma translocação balanceada, monossomias ou trissomias. Apenas a monossomia do cromossomo X permite prole viável. As trissomias cromossômicas parecem ser mais toleradas e o mosaicismo também é muito frequente nesses casos.

A análise do cariótipo dos casais que apresentam história de abortos espontâneos intercalados com natimortos e/ou nascidos vivos pode ser realizada, revelando por vezes alguma anormalidade cromossômica (4% a 8% dos casos). No caso de avaliação de perda gestacional recorrente, o cariótipo não se mostra tão sensível.

Distúrbios ligados ao X podem estar relacionados a abortos recorrentes de fetos femininos, estando raramente associados a abortos recorrentes do sexo masculino. A partir da análise de histórias familiares ou identificação de padrão de anomalias características de uma síndrome hereditária conhecida, é possível reconhecer defeitos monogênicos e distúrbios resultantes.

## Trombofilias

As trombofilias hereditárias estão associadas à maior incidência de trombose venosa ou arterial e também a ocorrência de perdas gestacionais espontâneas. Tais distúrbios geram alterações do crescimento e do desenvolvimento da placenta, ocasionando vascularização placentária anormal com predisposição à trombose placentária e consequente interrupção da gravidez.

A maioria dos estados trombofílicos é hereditária. As formas mais conhecida são a hiper-homocisteinemia, resistência da proteína C-ativada, mutações no fator V de Leiden, deficiências das proteínas C e S, mutações na região promotora do gene da protrombina, mutações na protrombina e mutações na antitrombina III. Tais mutações são responsáveis por 50% dos casos de tromboembolismo venoso durante a gestação. A grande parte desses distúrbios são autossômicos dominantes, apresentando-se com penetrância variável e a associação de dois ou mais trombofilias hereditárias está fortemente correlacionada a resultados adversos da gravidez.

As mutações do fator V de Leiden são específicas para populações caucasianas sendo muito raras em populações africanas e asiáticas. Mutações da proteína C, da proteína S e antitrombina constituem fatores de risco importante para tromboembolismo venoso em populações chinesas.

## Anormalidades anatômicas

Anormalidades anatômicas uterinas como fusão incompleta dos ductos de Muller, reabsorção incompleta do septo, anomalias cervicais, leiomiomas e aderências uterinas, estão associadas a perdas gestacionais de repetição. A ingestão pela mãe de dietilestilbestrol (DES) no período pré-natal causa alterações uterinas (útero em T e hipoplasia), cervicais e vaginais congênitas em 70% das pacientes e pode também levar a perdas de repetição.

Na avaliação complementar de pacientes com perdas recorrentes, a ultrassonografia e a histerossonografia oferecem vantagens em relação à histerossalpingografia por informar sobre o contorno da superfície fúndica do útero diferenciando, portanto, úteros septados de úteros bicornos. Os métodos endoscópicos usados em conjunto ou separadamente devem ficar reservados para confirmação e tratamento de lesões suspeitadas em métodos menos invasivos. Os métodos endoscópicos (histeroscopia e laparoscopia) dispensam métodos sofisticados de imagem como a Ressonância Magnética ou a ultrassonografia tridimensional por servirem a dois propósitos no mesmo procedimento: confirmação da suspeita diagnóstica e tratamento.

A incidência de anormalidades mullerianas é de 2% em média na população e de 6% nas pacientes com abortamentos de repetição o que corrobora a ideia de que estas deformidades tem relação fisiopatológica com as perdas. Mulheres portadoras de septo intrauterino (forma mais frequente de alteração congênita – 80%) apresentam-se com risco de 65% de sofrer uma perda gestacional espontânea, sendo esses mais frequentes durante o segundo trimestre. Nos casos em que a implantação do embrião se dá sobre o septo uterino o aborto ocorrerá no primeiro trimestre. A cirurgia de septoplastia histeroscópica está sempre indicada para pacientes, sejam elas sintomáticas ou não. Os úteros unicornos levam a perda gestacional em até 50% dos casos e comumente apresentam uma tuba uterina contralateral não comunicante que deve ser removida cirurgicamente a fim de se evitar gestação ectópica. A investigação radiológica de agenesia renal ipsilateral também deve ser realizada nestes casos uma vez que a incidência de associação é de 40%. Para os úteros didelfos, o prognóstico da gravidez é um pouco melhor que dos unicornos com 40% de perdas e, para os úteros bicornos, é ainda um pouco melhor com 30%. Nos casos de bicornos, a incidência de incompetência istmo-cervical é importante indicando cerclagem uterina para estas pacientes.

Anormalidades anatômicas adquiridas podem ser aderências intrauterinas, miomas uterinos e adenomiose. O endométrio que se desenvolve sobre um tecido alterado pode apresentar-se com vascularização deficiente, o que favorece uma placentação anormal e perda espontânea da gestação. Grandes miomas submucosos, maiores que 5 cm, estão correlacionados a abortamentos e sua exérese permite resultados mais satisfatórios. A técnica histeroscópica, em geral, oferece menos complicações, mas eventualmente a miomectomia abdominal é complementar.

## Anormalidades endócrinas

Abortos que ocorrem antes de 10 semanas de gestação podem estar correlacionados com alterações na produção ou utilização da progesterona. A transição de produção entre o corpo lúteo e a placenta ocorre gradualmente entre a 5ª e 9ª semanas de gestação. Neste período a falência lútea pode ocorrer levando a perdas gestacionais. Nos casos suspeitos de insuficiência lútea (2ª fase com menos de 13 dias de duração), a dosagem de prolactina e TSH deve ser indicada para afastar ou mesmo se tratar uma eventual hiperprolactinemia ou hipotireoidismo subclínico.

Alterações da função tireoidiana, até mesmo subclínica, aumentam o risco para perda gestacional, portanto o rastreamento com dosagem sérica de TSH é mandatório.

Pacientes diabéticas com controle glicêmico adequado controlado através da hemoglobina glicada tem risco de perda gestacional igual ao das pacientes sadias, porém aumentos de glicemia causam aumento do risco de aborto espontâneo. A propedêutica básica de perdas recorrentes deve, portanto, incluir glicemia de jejum e dosagem de hemoglobina glicosilada.

Elevações do hormônio luteinizante (LH) em mulheres com síndrome de ovários policísticos determinam hiperinsulinemia e altos níveis de atividade do inibidor de ativação do plasminogênio (PAI) levando a alta incidência de abortamentos (30% a 50%). O uso de metformina nestes casos diminui significativamente a incidência de perdas gestacionais.

### Infecções

As infecções do trato genital feminino têm sido relacionadas às perdas gestacionais espontâneas, sendo os patógenos mais estudados o micoplasma, o ureaplasma, a *Clamydia trachomatis*, o *Toxoplasma gondii* e os β-estreptococos, além da vaginose bacteriana. Só existe evidência clínica de perda gestacional causada por vaginose bacteriana em gestações após 13 semanas. O tratamento empírico de endometrite crônica por azitromicina parece melhorar o risco de perda gestacional.

### Fatores imunológicos

O lúpus eritematoso sistêmico (LES) tem relação estabelecida com as perdas gestacionais de repetição acometendo até 20%

dos pacientes no 2º e 3º trimestres de gestação, além de aumentar a incidência de preeclâmpsia e prematuridade. Em pacientes com a doença em atividade ou mesmo mal controlada deve-se orientar protelar a concepção.

A síndrome antifosfolípides (SAAF) é uma entidade clínica composta por histórico de fenômeno tromboembólico, 3 perdas gestacionais antes de 10 semanas ou 1 após 10 semanas acompanhadas de preeclâmpsia grave ou insuficiência placentária, presença de anticoagulante lúpico ou anticorpos anticardiolipina. Os anticorpos presentes no sangue destas pacientes parecem ativar a agregação plaquetária e a vasoconstrição endotélio-dependente por alterações no metabolismo das prostaciclinas, promovendo trombose placentária.

Com relação aos fatores aloimunes, os métodos de diagnóstico de ativação humoral inapropriada do sistema de defesa como teste de compatibilidade HLA, cultura linfocitária mista e ensaios com células *natural killer* e teste de citocinas para diferenciação de reposta Th1 e Th2 no trofoblasto devem ser considerados ainda como experimentais uma vez que os tratamentos imunomoduladores propostos nos casos positivos não demonstraram melhora nas chances de sucesso na gravidez.

## Avaliação Laboratorial

- Cariotipagem do sangue periférico dos genitores feita por técnica de bandeamento;
- Avaliação da cavidade intrauterina por histeroscopia, histerossonografia e/ou histerossalpingografia;
- Provas de função tireoidiana;

- Anticorpos anticardiolipina e anticoagulante lúpico;
- Fator V de Leiden;
- Mutação do gene da protrombina;
- Atividade da proteína S;
- Níveis séricos de homocisteína;
- Atividade da proteína-C e antitrombina (sempre acompanhado de levantamento da história pregressa e familiar positiva para tromboembolismo venoso);
- Níveis de plaquetas.

## ACOMPANHAMENTO PÓS-CONCEPCIONAL

Após a concepção é aconselhável a realização de um acompanhamento rigoroso da viabilidade da gravidez nas pacientes com história de perda gestacional de repetição, inclusive de apoio psicológico. Mulheres com história de perda gestacional recorrente possuem maior incidência de gravidez ectópica e de gestação molar completa.

As pacientes devem realizar dosagens seriadas dos níveis séricos de β-hCG desde o atraso menstrual até atingirem 1.200 a 1.500 mUI/mL, momento em que se passa a realizar a monitorização pelo ultrassom. A ultrassonografia deve ser realizada a cada duas semanas até que se atinja a idade gestacional da perda gestacional anterior. Caso a gravidez seja confirmada, mas não se identifique atividade cardíaca fetal por volta da 7ª semana de gestação, é provável a interrupção da gravidez que deve ser confirmada por ultrassom seriado indicando-se cariotipagem dos restos ovulares.

A análise do cariótipo de tecidos obtidos de paciente que apresente história de perda gestacional recorrente é de grande relevância, uma vez que os resultados podem ter importantes implicações prognósticas e orientar intervenções futuras. A obtenção de dados do cariótipo de amostras abortadas nem sempre é fácil devido a presença de inflamação tecidual, necrose ou contaminação das células. Com a hibridização genômica comparativa (CGH) e a citogenética que avalia o cariótipo dispensando para isso cultura de tecidos, os resultados têm sido mais favoráveis.

# TRATAMENTO

Para o tratamento de alterações anatômicas associadas a perdas gestacionais, como leiomiomas submucosos, aderências e septos intrauterinos, a abordagem de escolha é a ressecção histeroscópica. Tal conduta possui sequelas pós-operatórias limitadas sendo eficaz no processo reprodutivo.

Em pacientes portadoras de incompetência istmo-cervical é indicado a cerclagem cervical, procedimento realizado no 2º trimestre depois de constatada a viabilidade fetal. Esse procedimento deve ser primeira escolha em pacientes com anomalias uterinas associadas ao dietilestilbestrol (DES).

A hiperglicemia no início da gestação determina um risco aumentado de malformações e perdas gestacionais espontâneas. Sendo assim, o controle glicêmico se faz muito importante em mulheres com diabetes *mellitus*.

Reposições de hormônios tireoidianos são necessárias em casos de hipotireoidismo assim como a normalização dos níveis de prolactina pelo uso de bromocriptina ou cabergolina nos casos de hiperprolactinemia.

O uso de suplementação de progesterona também está indicado para as perdas de repetição. A formulação vaginal é considerada o melhor método na dosagem de 600 mg/dia, uma vez que ela fornece uma concentração adequada do hormônio sem exacerbar efeitos adversos sistêmicos.

O tratamento de pacientes com história de perda gestacional de repetição associadas a distúrbios trombofílicos e a SAAF (síndrome dos anticorpos antifosfolipídeos) se baseia no uso de antitrombóticos, corrigindo simplesmente a hipercoagulabilidade e não sua causa subjacente. Existem relatos de que a heparina pode exercer efeitos imunomoduladores diretos ao se ligar aos anticorpos antifosfolipídio reduzindo a migração de células inflamatórias a locais de exposição. A associação de aspirina em baixas doses (75 a 80 mg/dia) e heparina não fracionada subcutânea (5.000 a 10.000 unidades duas vezes ao dia) se mostrou eficaz em mulheres portadoras de SAAF. Esta terapia combinada melhora as chances de sucesso da gravidez (taxa de nascidos vivos), porém não diminui a incidência de complicações obstétricas como preeclâmpsia, parto pré-termo e crescimento intrauterino restrito.

A heparina de baixo peso molecular (HBPM) possui uma maior ação antitrombótica quando comparada com a heparina não fracionada, o que resulta em melhor anticoagulação com menos efeitos colaterais hemorrágicos, além de não necessitar controle laboratorial seriado. A HBPM também está associada a menor incidência de trombocitopenia e osteoporose.

Mulheres com diagnóstico de hiper-homocisteinemia de jejum devem ser suplementadas com ácido fólico (0,4 a 1,0 mg/

dia), vitamina $B_6$ (6 mg/dia) e vitamina $B_{12}$ (0,025 mg/dia). Após o tratamento devem-se avaliar os níveis de homocisteína em jejum, não sendo necessário tratamento adicional se normalizados ou pouco elevados.

# PROGNÓSTICO

O prognóstico de gravidez levada a termo depende da causa da perda gestacional e do número de eventos prévios sofridos pela paciente. Estudos epidemiológicos indicam uma chance de ate 60% de se ter um nascimento viável, mesmo após ocorrência de quatro perdas gestacionais anteriores.

Casais portadores de alterações citogenéticas que expliquem a perda gestacional, tem probabilidade de ter uma gravidez bem sucedida em 20 a 80% dos casos. Nas portadoras de alterações anatômicas passíveis de correção a probabilidade de ter uma gravidez bem sucedida fica entre 60% e 90%. Mulheres portadoras de anormalidades endócrinas, após realização de tratamento, apresentam taxa de sucesso na gravidez maior que 90%, assim como aquelas que recebem tratamento para anticorpos antifosfolipídio com resultados de gravidez viável em 70% a 90% dos casos.

# Capítulo 12

# Infertilidade sem Causa Aparente

Marcello Valle
Melissa Cavagnoli

Aproximadamente 30% dos casos de infertilidade são diagnosticados como sem causa aparente. Para este diagnóstico, é necessário que toda a investigação básica do casal não evidencie nenhuma anormalidade, o que inclui anamnese, exame físico, espermograma completo, evidência objetiva de ovulação por ultrassonografias seriadas, curva de temperatura basal, dosagem sérica de progesterona na segunda fase do ciclo ou biópsia endometrial, avaliação da cavidade uterina por ultrassonografia transvaginal e vídeo-histeroscopia e avaliação da patência tubária bilateral através da histerossalpingografia.

A infertilidade sem causa aparente representa, portanto, um diagnóstico de exclusão, podendo ser considerada o extremo inferior dos padrões de distribuição da fertilidade normal ou doença que não pode ser detectada pelos exames complementares tradicionais.

A taxa de gestação cumulativa em casais diagnosticados com infertilidade sem causa aparente varia de 30% a 80% após três anos de seguimento apenas clínico, sem nenhum tipo de intervenção médica.

A fecundidade média por ciclo observada nas mulheres com este diagnóstico é em torno de 2% a 4%, ou seja, 80% a 90% menor quando comparada com casais férteis (20% a 25%). Essas taxas são ainda menores dependendo da idade materna e tempo de infertilidade.

A necessidade de investigação cirúrgica videolaparoscópica nos casos de infertilidade sem causa aparente é controversa, visto ser um procedimento invasivo, não isento de riscos e que traz benefícios discutíveis no tratamento dessas pacientes. Os defensores da sua realização na investigação básica da infertilidade alegam que esta possibilita a detecção e tratamento, principalmente, de endometrioses leves, não diagnosticadas pela rotina básica padrão. Porém, sabe-se hoje que a endometriose leve dificilmente representa a causa da infertilidade nesses casais, caracterizando, portanto, apenas um achado cirúrgico.

A ultrassonografia transvaginal, por outro lado, é um exame complementar eficaz na detecção das principais doenças ovarianas e uterinas capazes de interferir na fertilidade feminina.

Diversos outros estudos randomizados não mostraram vantagem em se proceder a investigação videolaparoscópica nos casos de infertilidade sem causa aparente, uma vez que não ocorre aumento nos índices de gestações naturais, com auxílio de inseminação intrauterina ou de fertilização *in vitro*. Com relação ao tratamento cirúrgico de endometriose leve em pacientes assintomáticas, também não se observou diferença na chance de gravidez quando se procedeu a laparoscopia.

Como os exames físico e complementar nos casais com este diagnóstico são normais, é difícil estabelecer a fisiopatologia desta infertilidade.

Parece haver maior incidência de mutação nos genes da trombofilia, assim como ocorre nos casos de abortamento de repetição, falha de implantação e complicações trombóticas obstétricas. Os genes comprovadamente associados aos casos de infertilidade sem causa aparente são a mutação no fator V Leiden e homozigose para o gene MTHFR C677T (metiltetrahidrofolato redutase). Ainda não há uma hipótese clara que justifique essa associação, mas acredita-se que a falha de implantação e, consequentemente, não reconhecimento da gestação, possa contribuir com o motivo da infertilidade. Apesar da possível associação entre trombofilia e infertilidade sem causa aparente, não existe comprovação científica dessa associação.

Outras possíveis associações à infertilidade sem causa aparente, mas ainda sem comprovação científica, são com polimorfismos nos genes do hormônio antimulleriano (AMH) e seu receptor (AMHRII). Como o hormônio antimulleriano possui efeito inibitório na sensibilidade dos folículos primordiais ao FSH, a variação nos genes AMH e AMHRII pode estimular maior recrutamento folicular com, consequente, diminuição da reserva ovariana nestas pacientes.

# TRATAMENTO

Como nenhuma anormalidade é identificada nos casos de infertilidade sem causa aparente, o seu tratamento é empírico.

Nos casos de casais jovens e história de infertilidade menor que dois anos, a conduta expectante com orientação sobre atividade sexual durante o período fértil pode ser uma alternativa. Porém, quando o tempo de infertilidade é maior que três anos ou a idade da paciente é superior a 35 anos, algum tratamento deve ser instituído, visto que, nestas pacientes, a reserva ovariana é menor.

Os tratamentos recomendados incluem estimulação ovariana com citrato de clomifeno ou gonadotrofinas exógenas, inseminação intrauterina, fertilização *in vitro* clássica (FIV) ou injeção intracitoplasmática de espermatozoides (ICSI).

### Estimulação ovariana com coito programado

O princípio da estimulação ovariana com coito programado é aumentar a taxa de gravidez através do desenvolvimento de mais de um folículo pré-ovulatório e, consequentemente, mais oócitos maduros para fertilização. Os principais fármacos utilizados para induzir superovulação são o citrato de clomifeno, gonadotrofinas exógenas e inibidores de aromatase.

O citrato de clomifeno atua estimulando o desenvolvimento folicular através da inibição periférica dos receptores de estrogênio, com consequente aumento da liberação de gonadotrofinas.

Apesar de ser um tratamento comum e, muitas vezes utilizado como primeira opção no tratamento da infertilidade sem causa aparente, não existe comprovação científica de sua eficácia quando comparado seu uso ao placebo. As taxas de gravidez alcançadas com a utilização deste fármaco variaram de 3,1% a 8,1% por ciclo. Da mesma forma, a associação entre citrato de clomifeno e inseminação intrauterina, também não se mostrou eficaz, com média de fecundidade por ciclo de 8%. Também não existe diferença entre as diferentes doses utilizada de citrato de clomifeno (25 mg, 50 mg ou 100 mg diária).

Provavelmente, esses resultados insatisfatórios se devem ao mecanismo de ação do citrato de clomifeno. Por ter ação antiestrogênica, provoca alguns efeitos adversos como espessamento do muco cervical e desenvolvimento endometrial desfavorável à implantação embrionária.

A estimulação ovariana com gonadotrofinas, apesar do maior custo e via de administração menos confortável por injeções subcutâneas, tem se mostrado eficaz no tratamento desses casais, especialmente quando associada à inseminação intrauterina. A taxa de gravidez média por ciclo, com o uso isolado de gonadotrofinas, é de aproximadamente 10%, passando a 13% quando associado à inseminação intrauterina.

Com relação à forma de bloqueio hipofisário, não há diferença com relação à taxa de gravidez evolutiva e gestação múltipla quando comparadas a utilização de agonistas de GnRH ou antagonistas de GnRH para bloqueio do eixo hipotálamo hipofisário nos protocolos de estimulação ovariana com gonadotrofinas. Porém, nos ciclos com a utilização de agonistas, o tempo de estímulo e a dose de FSH necessária tendem a serem maiores. Além disso, como as pacientes diagnosticadas com infertilidade sem causa aparente normalmente são jovens e apresentam, portanto, boa reserva ovariana, o uso dos antagonistas pode ser boa alternativa para evitar a síndrome de hiperestímulo ovariano.

Com relação ao tipo de gonadotrofina utilizada para estimulação ovariana, não existe diferença entre a utilização de FSH recombinante (rFSH) ou gonadotrofina da menopausa (hMG). Também não houve diferença com relação às taxas de abortamento ou gestação múltipla.

Recentemente, um novo grupo de fármacos tem sido utilizado nos protocolos de estimulação ovariana. Os inibidores de aromatase inibem a conversão de androstenediona e testosterona em estrona e estradiol, respectivamente. Com a diminuição dos níveis de estrogênio circulantes, por *feedback*, ocorre aumento da secreção de gonadotrofinas. Além disso, o acúmulo de androgênios no microambiente folicular promove maior expressão de receptores de FSH e de fatores de crescimento similares à insulina (IGF-I), ambos, agindo sinergicamente para aumentar a ação do FSH central no desenvolvimento folicular. Os resultados são semelhantes aos observados com o citrato de clomifeno. O uso dos inibidores da aromatase, entretanto, não foi autorizado para ser usado no Brasil, como método de indução da ovulação.

### Inseminação intrauterina

O princípio da utilização da inseminação intrauterina no tratamento de casais com infertilidade sem causa aparente é aumentar as taxas de gravidez através da inserção de esperma preparado com alta concentração de espermatozoides móveis diretamente na cavidade uterina, passando a barreira do muco cervical.

Com relação à inseminação intrauterina, as evidências indicam que esta, de forma isolada, não representa uma boa opção de tratamento. As taxas de gravidez estão ao redor de 5%, sendo necessários 37 ciclos de inseminação para se obter uma gestação.

Porém, quando associada à estimulação ovariana com citrato de clomifeno, a fecundidade por ciclo é em torno de 8% e, ainda maior quando associadas às gonadotrofinas exógenas, podendo chegar a 15%. A taxa de gravidez cumulativa após quatro ciclos consecutivos de tratamento com gonadotrofina associada à inseminação intrauterina é de 33%, porém, a partir do terceiro ciclo, a fecundidade por ciclo diminui, estando indicado o tratamento com reprodução assistida (FIV ou ICSI).

Com relação ao número de inseminações realizadas em cada ciclo de tratamento, quando uma inseminação é realizada 36 horas após a administração do hCG, as taxas de gravidez são semelhante às observadas quando duas inseminações são feitas 12-24 horas e 34-48 horas após o hCG. Assim, não existe justificativa em se realizar dois procedimentos.

### Técnicas de reprodução assistida

A reprodução assistida está indicada nos casos de falha dos tratamentos de estimulação ovariana, nos casos de longo tempo de infertilidade ou nos casos de idade materna avançada, onde a demora no tratamento pode comprometer a reserva ovariana e, consequentemente, a qualidade do oócito e do embrião. A taxa media de crianças nascidas é de 30% com o auxílio da reprodução assistida para tratamento de casais com infertilidade sem causa aparente. Além disso, não parece haver diferença quando comparadas as técnicas de injeção intracitoplasmática de espermatozoide (ICSI) ou fertilização *in vitro* clássica.

Devido às diferentes taxas de gravidez, a indicação da fertilização *in vitro* mais precoce para os casais com infertilidade sem causa aparente é benéfica, possibilitando gestação em um intervalo de tempo menor e menos ciclos de estimulação ovariana com menor custo.

O mais importante no tratamento dos casais com infertilidade sem causa aparente é a individualização do tratamento. Para os casais jovens e com tempo de infertilidade inferior a três anos, a estimulação ovariana com gonadotrofinas associada à inseminação intrauterina parece ser uma boa opção.

Quando a paciente tem idade superior a 35 anos, a indicação da fertilização *in vitro* deve ser precoce, principalmente quando há indícios de baixa reserva ovariana.

Da mesma forma, acredita-se que não exista vantagem na realização de ciclos estimulados em casais com tempo de infertilidade maior que três anos, já que a fecundidade por ciclo é bem reduzida nestes casos.

Além dos protocolos específicos para tratamento da infertilidade, é importante que um adequado suporte psicológico também seja fornecido a esses casais. Como não há uma causa concreta e objetiva da infertilidade, a compreensão da necessidade de tratamento é difícil.

## Capítulo 13
# Aspectos Emocionais do Casal sem Filhos – Reprodução Assistida

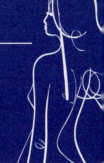

Juliana Magalhães de Faria

## PERFIL DAS MULHERES ASSISTIDAS JUNTO AO SERVIÇO DE PSICOLOGIA

As mulheres que buscam os Centros de Medicina Reprodutiva são na maioria dos casos aquelas que se encontram na faixa etária entre 30 e 50 anos. O sonho dessas mulheres é poder concretizar a maternidade através dos diferentes métodos de Reprodução Assistida.

A postergação da gestação vem tornando-se bastante comum nas culturas ocidentais por inúmeras razões: a introdução de métodos contraceptivos eficazes e seguros proporcionou à mulher maior poder de escolha sobre o momento ideal para engravidar e o fato de muitos casais optarem por adiar a gestação até que estejam estáveis econômica e profissionalmente. Além disso, a alta escolaridade que as mulheres adquirem hoje e sua inserção crescente no mercado de trabalho também podem estar contribuindo para o adiamento das gestações. Observa-se também um número crescente de segundos casamentos, com a formação de novas famílias, ou seja, não só mudou o papel da mulher na sociedade como toda estrutura do contexto familiar.

Embora gestações em mulheres próximo dos 50 anos sejam ocasionalmente relatadas, existe um declínio na fertilidade com o avançar da idade. Atualmente existem estudos para avaliar a fertilidade demonstrando que 11% das mulheres não mais concebem após os 34 anos, 33% não mais engravidam após os 40 e 87% são inférteis após os 45 anos. Em resumo, tais estudos mostram a curva decrescente da fertilidade feminina e como ela se acelera após os 40 anos.

Importante ressaltar que embora historicamente a infertilidade tenha sido considerada um problema feminino, pode envolver ambos os parceiros, ou melhor, a infertilidade é multifatorial! A idade também exerce um efeito deletério sobre a fertilidade masculina, embora menos evidente, alterando a qualidade seminal. Entretanto, ao contrário da mulher, para o homem não existe uma idade que limite a capacidade masculina de conceber uma criança.

Sendo assim, a visão de uma nova realidade social aplicada à mulher levou-a a passar por rápidos processos de adequação, junto a ela os avanços da medicina contemporânea desenvolvendo novas técnicas de reprodução humana, possibilitando à ciência ir ao encontro dessa nova mulher, que por decidir sua maternidade em uma fase tardia, em geral precisa de ajuda médica.

Dentro desse contexto é fundamental ressaltar os aspectos emocionais que cercam os problemas da fertilidade e como estes podem exercer, ou não, influência decisiva sobre o desejo de ter um filho. Este é o tema que vamos discorrer nesse capítulo. O papel do desejo em nossas vidas e como ele se apresenta no momento da decisão de conceber um filho.

Nem sempre somos capazes de reconhecer nossos desejos. Temos medo das críticas, da incompreensão e das acusações, mas quando se trata da infertilidade, é preciso que o casal saiba nomear esse desejo de conceber. Se o filho é um projeto de dois, é fundamental compartilhar a decisão de gerá-lo.

Por que falar sobre esse assunto? Por que um capítulo destinado à Psicologia (psique) do casal infértil? Qual a contribuição que ele oferece ao leitor? Muito se fala da tecnologia que envolve os métodos de reprodução assistida, muito se discute sobre o destino de embriões não utilizados, muito se fala sobre a ética, moral, religião, mas muito pouco nos é apresentado quanto a relatos dos protagonistas dessas histórias, homens e mulheres que experimentam diferentes sentimentos, muitas das vezes, conflitantes por não conceberem filhos.

"POR QUE" E "PRA QUE" são questionamentos que podem ajudar o casal a entender a natureza desse desejo e suportar as etapas do tratamento. Sendo assim, observamos que nas gestações programadas sempre existirão a reflexão do desejo, contudo nas inesperadas, essa reflexão nem sempre terá lugar.

É nesse ambiente de reflexão oferecido pelo serviço de Psicologia nos Centros de Medicina Reprodutiva que terão lugar as condições para o casal que deseja ter filhos com o auxílio da medicina. Filhos para que? Para agradar ao pai e a mãe? Agradar a sociedade? Ou para uma satisfação pessoal, realização de um sonho, concretização do desejo, processo de aprendizagem?

Com base nessas variáveis é possível interpretar e compreender os depoimentos exteriorizados por essas mulheres ao longo do tratamento, marcados por reações emocionais vinculadas a infertilidade, que possibilitam demarcar estágios de negação, raiva, barganha e culpa, depressão, luto e aceitação, euforia e realização – concretização do amor materno.

Através dos depoimentos nos atendimentos clínicos é possível resgatar os aspectos psíquicos e emocionais das pacientes na fase anterior ao início do tratamento de Fertilização *in vitro* (FIV). Em geral o que ocorre é um sentimento de profunda tristeza, decepção e frustração, decorrente de um diagnóstico de infertilidade. Por isso, a importância da participação do casal junto às sessões de atendimento psicológico, permitindo uma reflexão em conjunto após o levantamento dos prós e contras das situações experimentadas, contudo, a tomada de decisão em relação ao tratamento será sempre do casal. Essa tomada de decisão é o permite que ambos se comprometam com a escolha.

- Sentimentos mais comuns experimentados pelos casais em tratamento:
  - Frustração;
  - Impotência;
  - Inferioridade;
  - Raiva;
  - Culpa;
  - Tristeza;
  - Medo;
  - Angústia;
  - Preconceitos;
  - Outros.

Algumas mulheres têm malformações uterinas ou realizam cirurgia para retirada do útero, mas possuem ovários saudáveis. Dessa forma, ovulam, mas não conseguem engravidar porque lhes falta o útero para albergar a gestação. A solução para esse problema está em um útero substituto, de outra mulher, que receba os embriões para essas mulheres.

Nesses casos, o Conselho Federal de Medicina recomenda que o útero seja de parentes próximos, como de mãe ou irmãs. Esta situação pode ser ilustrada com um dos casos atendidos, cuja realidade é descrita a seguir.

Recebi certa vez em meu consultório o caso de uma paciente que aos 15 anos de idade teve a confirmação de um diagnóstico de uma síndrome rara, uma malformação no útero que a impediria de gerar um filho no futuro. Na verdade, em seus relatos dizia ter aprendido desde muito cedo a lidar com essa realidade, o que ao longo das sessões não a impediu de expressar seu desapontamento, tristeza, raiva, decepção, frustração e tantos outros sentimentos como impotência e inferioridade ao se dar conta do problema. Mas...

Os anos foram passando e ela disposta a aceitar e enfrentar essa situação procura ajuda médica. Ciente da condição que lhe foi imposta, não haveria outra saída a não ser a própria mãe para gerar um filho para ela.

O casal decide junto dar início às técnicas de tratamento e através do útero de substituição se submetem a uma primeira tentativa.

Parece simples, mas não foi tão fácil assim toda essa trajetória. Mãe e filha viveram momentos de muita expectativa e apreensão quando ao término da primeira tentativa receberam um resultado negativo. Depois de tanto esforço, sacrifício e renúncia todo o sonho tinha ficado para trás. A mãe gestacional (que recebeu os embriões) decide a partir daí retomar sua vida e voltar para sua cidade, até porque aos 54 anos já sentia falta da sua rotina. A filha (mãe biológica) fica desesperada, sem se ver no direito de pedir a mãe que aguardasse mais um pouco e não se precipitasse voltando para o Paraná, pois acabariam ali todos os seus planos.

Nesse momento, aos 30 anos T.D.G procura ajuda psicológica na tentativa de amenizar sua dor, precisava desabafar, conversar com alguém que entendesse pelo menos um pouco o desespero dela. "O meu caso é mais complicado porque não depende só de mim ou do meu marido, dependemos de uma terceira pessoa, no caso a minha mãe!" Passaram-se alguns meses e novamente a possibilidade de um retorno da mãe para uma nova tentativa. Estavam os três amadurecendo a ideia, visto que o medo era grande depois de uma tentativa frustrada. Enfim, a mãe retorna do Paraná para uma segunda tentativa!

Quanta emoção!!! Ansiedade, medo, angústia, nervosismo, estresse, eram notórios durante todo o processo, nesse caso em específico pode ser observado nos três! Depois de 12 dias de espera para o resultado e mais uma vez a decepção, negativo! Ao contrário da primeira tentativa, nessa conseguiram uma resposta ovulatória melhor e pode ser feito o congelamento dos embriões. Só que dessa vez, diferente da primeira, a mãe permanece e se prepara para transferência dos descongelados e nessa última sim, o tão sonhado positivo!!!

Na gravidez por substituição aparecem mais conflitos do que os já habituais na relação médico-paciente. Observa-se que na maioria das vezes, casos como esse, recorram ao serviço de Psicologia, ao considerar a existência de duas "mães" no processo de reprodução: a mãe biológica, que fornece o óvulo para a fecundação e a mãe substituta (gestacional).

Esse tipo de prática de gravidez pode motivar conflitos positivos e negativos, pois existe o apego das duas "mães" nesta "maternidade". Porém, mais problemático é quando nenhuma das "mães" tem interesse na maternidade, contudo essa última é uma situação que não se aplica nos casos de Reprodução Assistida.

A partir da segunda metade do século XX muitos psiquiatras teorizaram a relação mãe-filho. Esta relação foi, portanto muito estudada pelas várias teorias psicanalíticas desenvolvidas nesse período. Ficou definido que o apego é uma relação íntima e afetiva estabelecida entre o bebê e a figura materna e vice-versa. Uma relação íntima, afetiva e contínua entre mãe e filho, na qual ambos encontram satisfação que é imprescindível para a saúde mental do indivíduo adulto. No caso citado, a sugestão era de que a "mãe" gestacional retornasse para o Paraná após o nascimento do bebê, permitindo com isso que a mãe biológica exercesse definitivamente seu papel. Os cuidados parentais que uma criança recebe nos primeiros anos de vida são de importância vital para a saúde mental.

Outra situação a ser considerada nesses casos é a falta de relacionamento com o pai desde o início da vida intrauterina, podendo deixar um vácuo nos sentimentos da criança. É habitualmente para os homens uma situação nova, que exige mais responsabilidade e a disponibilidade de dividir o espaço com um novo ser. A chegada de um bebê em sua vida causa receios, visto que a gravidez de sua mulher pode gerar perturbações de ordem emocional. É importante que os genitores saibam que as crianças sentem tudo que ocorre ao seu redor, porém sem poder de análise.

Em casos de útero de substituição as questões são amplas, complexas e requer habilidades do profissional da psicologia para lidar com os inúmeros e diferentes questionamentos dos casais, sobretudo ressaltando a importância da figura paterna durante todo o processo. Contudo, é muito comum em tratamentos de Fertilização *in vitro*, observarmos um envolvimento maior por parte das mulheres, visto que são elas que se deslocam diariamente aos centros especializados para ultrassom, fármacos, exames de sangue, enfim uma rotina que depende muito mais delas em determinados momentos do que o homem.

A infertilidade é fator estressante, que afeta significativamente o casal, gerando grande demanda psicológica. Quando o desejo de engravidar não acontece de forma natural e faz-se necessário uma intervenção médica, além do impacto emocional sobre o casal, muitas das vezes ocorre também um comprometimento da relação conjugal. A infertilidade pode ser para muitos uma experiência bastante dolorosa.

Como foi dito, durante o processo de tratamento é comum a vivência do estresse pelos casais, decorrente da expectativa diante de um resultado positivo ou negativo das técnicas experimentadas.

A autoestima do casal também fica profundamente abalada e dá lugar a sentimentos de desvalorização pessoal, social e familiar. Sendo assim todas as informações obtidas ou utilizadas nesses procedimentos costumam ser preservadas. Isso significa que é o casal que estabelece os limites de revelação. É importante ressaltar que pela novidade ou ansiedade que esses procedimentos geram, as pessoas envolvidas acabam revelando de forma indiscriminada para várias pessoas e tais revelações podem gerar desconfortos futuros quando não é atingido o resultado esperado. Dessa forma, podemos observar em grande parte dos casais uma dor que não é física (ela é quase inexistente ao longo do processo), mas sim emocional, que determina como será essa experiência vivida pelo casal.

É comum observarmos tais sentimentos nos relatos de pacientes com indicação à ovodoação ou mesmo banco de sêmen. Principalmente quando se trata de uma ovodoação, para a mulher a perspectiva dessa gravidez mediante um óvulo doado inicialmente torna-se um dilema. É natural que essas mulheres ao ouvirem do médico que seus óvulos envelheceram, resistem, neguem e repudiem a ideia. Normalmente quando o médico percebe a repulsa, imediatamente encaminha esse casal ao serviço de psicologia. Contudo, muitas das vezes, esses casais "fogem", desistem da maternidade por um tempo, até que com calma assimilem melhor o que foi dito e finalmente retornam buscando não só ajuda médica como também apoio psicológico.

A protelação de assumir a maternidade, cede aos anseios reprodutivos apenas quando essa mulher alcança um degrau de maior estabilidade no campo profissional e é isso que mais tarde ela se questiona e muitas das vezes se arrepende, causando grande impacto emocional sobre essa mulher.

Em resumo, nessas circunstâncias, tendo a mulher sua reserva ovariana exaurida, a alternativa mais plausível para permitir uma gravidez é a FIV com óvulos doados. Entretanto, se universalmente é tida uma técnica de alta eficácia, por outro lado, está cercada de conflitos legais, éticos e religiosos que dificultam sua aceitação plena.

Normalmente, observa-se que as mulheres tendem a ficar muito mais estressadas do que o homem, mesmo que a causa da infertilidade seja masculina. Isso porque a mulher é sempre a mais envolvida no tratamento e a maioria dos procedimentos são realizados com ela, exigindo uma maior disponibilidade física e psíquica. A descoberta, pela mulher, da incapacidade de gerar pode constituir-se em trauma, desequilíbrio emocional, enfim uma crise existencial. A infertilidade pode desencadear na mulher, não só a perda da sua fertilidade, mas, sobretudo, a perda da sua experiência de gerar, de dar continuidade a sua genética, de exercer sua função materna. São mulheres com esse perfil que procuram ajuda nos centros de reprodução assistida.

A infertilidade interrompe um projeto de vida pessoal e do casal, produzindo sofrimento psíquico. O desenvolvimento das técnicas de reprodução assistida possibilitou a solução para casais que anteriormente não teriam alternativas de tratamento. As técnicas surgiram para transformar em realidade o sonho de muitos casais inférteis.

Assim, a fertilização *in vitro* constitui uma nova fonte de esperança para ter um filho, mas, ao mesmo tempo, pode ser acompanhada de muitas dificuldades.

Cooperar com a equipe médica e com os pacientes ao longo desse processo, nos faz refletir sobre a real necessidade de um espaço para a "fala" e a "escuta" desses sujeitos. estresse, medo, preconceito, raiva, tristeza, angústia, culpa, impotência, são alguns dos sentimentos que quando experimentados podem eclodir ao longo dessa trajetória. Daí a importância de um suporte psicológico adequado, um profissional que acompanhe de perto toda essa trajetória juntamente com o casal, ajudando-os a entender, enfrentar e elaborar as várias etapas do tratamento.

Quando me refiro ao enfrentamento do estresse, me refiro ao enfrentamento do "novo", do "desconhecido", que à princípio, parece ser algo assustador a esses casais que irão se submeter a uma tentativa de tratamento. Foi aí que observei não só a importância do autoconhecimento desse casal, com atendimentos clínicos individualizados, atendimento de grupo, mas também a necessidade desse mesmo casal se envolver com toda equipe multidisciplinar (psicologia, enfermagem, médicos, biólogos), de conhecer toda infraestrutura da clínica, bloco cirúrgico, ultrassom, laboratório, minimizando a expectativa daquilo que até então, era considerado "novo" e a partir daí deixa de ser. É fundamental familiarizar-se com o tratamento, pois proporciona o controle das emoções!

Outra fonte de escuta psicológica que permite a exteriorização de sentimentos dos casais em tratamento são as redes de comunicação "Blog" / 'Grupo de apoio" – uma mediação no processo terapêutico – confirmando o perfil já descrito.

De um modo geral a ansiedade é um fenômeno marcante, sendo natural em situações novas, demandando um processo de aprendizagem para o enfrentamento do novo.

É por esse motivo que ela aumenta sempre que fazemos algo pela primeira vez. Tentar descobrir o porquê do medo e as maneiras de lidar com ele têm se mostrado instrumentos eficazes.

**Aprender** sobre aquilo que você teme é um ótimo modo de ganhar segurança.

A incerteza é um componente do medo. Entendê-lo ajuda a lidar com ele, levando à diminuição da ansiedade e aumentando a capacidade de enfrentamento da situação.

A partir daí, entende-se que o papel do psicólogo nas clínicas de reprodução assistida não implica somente à escuta e ao acolhimento, mas, sobretudo em oferecer recursos aos modos de enfrentamento do estresse ocasionado por todas as variantes emocionais. Assim, o sistema virtual e os grupos de apoio devem ser integrados na escuta psicológica constituindo um canal imediato das emoções vividas.

Outro aspecto que merece ser ressaltado são os comentários realizados junto às mulheres em tratamento. Os mais frequentes são:

**"A infertilidade é um problema exclusivo da mulher"**

Nem sempre. Cerca de um terço dos casos de infertilidade são causados pela mulher, mas um terço decorre de problemas masculinos, cerca de 20% são mistos e 10% inexplicados.

**"Relaxe! Tire férias. A infertilidade quase sempre é de origem psicológica. Você está muito estressada para ficar grávida"**

O estresse é de longe quase sempre o resultado da infertilidade, mas não a causa. Além disso, em 90% dos casos de infertilidade investigados existe um problema físico.

**"Essas coisas levam tempo. Seja paciente; você ficará grávida"**

Cerca de 40% a 70% das mulheres que se submetem a tratamento para a infertilidade reagem com uma gravidez bem sucedida. As que não procuram tratamento e "esperam pela cura espontânea" têm o caso solucionado em apenas 5% das ocasiões.

**"Se você adotar um bebê, engravidará"**

As pessoas nas listas de adoção têm o mesmo índice de cura espontânea que as que nunca buscam tratamento: cerca de 5%.

**"Talvez você não saiba como fazê-lo"**

A infertilidade não é disfunção sexual.

**"A infertilidade é a forma da natureza de controlar o crescimento populacional"**

Mesmo o conceito de "crescimento populacional nulo" permite que as pessoas se reproduzam no planeta.

Você pode ouvir muitas variantes desses temas, e talvez descubra que vale a pena imaginar as respostas para os outros comentários noutras ocasiões. Mas você não é obrigada a responder ou a dar explicações a ninguém. Alguns comentários podem não justificar resposta. Por exemplo:

**"Tenho o problema oposto. Ele me olha e já estou grávida"**

Alguém, em algum lugar, provavelmente fará comentários como esses. Talvez você facilite a sua vida se souber o que dizer ou o que não dizer quando isso acontecer.

Diante das situações narradas, algumas orientações podem ser dadas pelo serviço de Psicologia no sentido de minimizar o estresse vivenciado pelos casais em tratamento:

- Mantenha sempre um canal aberto de comunicação com o parceiro.
- Procure suporte psicoterápico, grupos de apoio e literatura especializada.
- Utilize técnicas de redução de estresse, como acupuntura, relaxamento etc.
- Pratique exercícios para aliviar a tensão física e emocional.
- Mantenha um hábito alimentar saudável.

Além dessas orientações outro serviço sugerido pela psicologia é a acupuntura.

Antiga terapia que surgiu na China há mais de 2.000 anos, a acupuntura consiste na inserção de agulhas em pontos específicos do corpo. A teoria da medicina tradicional chinesa diz que esses pontos são conexões com vias de energia (meridianos) que correm pelo corpo e a técnica ajudaria a manter esse fluxo energético natural.

Apesar das evidências, é necessário um maior número de pesquisas para analisar os benefícios da acupuntura sobre a fertilidade feminina. Porém, estudos afirmam que mulheres que tentam engravidar podem ser beneficiadas pela acupuntura, o que não quer dizer que o tratamento convencional deva ser colocado em segundo plano, muito pelo contrário, observa-se que o papel da acupuntura aqui sirva apenas como mediador na redução do estresse, aumento do fluxo sanguíneo nos órgãos reprodutivos e na normalização da ovulação – propriedades da técnica para a preservação da fertilidade feminina e principalmente para a busca do equilíbrio emocional.

Passo a passo, empenhe-se em compreender o que está acontecendo a você tanto em nível psicológico quanto físico. Você pode deixar de sentir-se uma estranha durante o seu próprio diagnóstico e tratamento se souber o que esperar e se compreender as opções de que dispõe.

Após o tratamento de Fertilização *in vitro* (FIV) as mulheres submetidas ao processo cujo resultado foi positivo superam a negação, depressão, culpa, experimentada na fase do diagnóstico de infertilidade e se projetam para o futuro, o vir a ser com os filhos, uma nova fase da vida do casal. É comum a escuta de agradecimento a instituição e a equipe de profissionais em decorrência do desejo realizado.

Para aquelas que ainda não conseguiram se realizar no desejo da maternidade, observa-se mais uma vez a reflexão e os questionamentos: Até quando? Recomeçar? Tudo de novo? Quando basta?

Sobre essa questão, a ética na reprodução humana é uma reflexão importante a ser feita.

Alguns casais relutam em aceitar alguns tipos de intervenção médica (técnicas de tratamento) temendo consequências psicológicas ou emocionais negativas – para eles e no futuro para os próprios filhos. Quando é preciso gerar e gestar uma criança com óvulos ou espermatozoides doados, ou mesmo ambos, é comum o casal procurar ajuda do serviço de psicologia.

Que fazer, então? Desistir do tratamento?

A experiência nos mostra que não é preciso chegar ao ponto da desistência. O acompanhamento psicológico tem ajudado muito os casais a superar essa resistência. Entender todo o processo de reprodução e de gestação leva a mãe e o pai a uma mudança psicológica em relação ao caso. Esse tipo de reflexão faz com que eles compreendam que o que está em jogo não é apenas uma doação de material, mas a possibilidade de uma vida quando se pensa em adoção.

Em geral, essa compreensão permite que os casais construam um ambiente inclusivo e afetivo desde o início da gestação. Consequentemente, entendem que o tratamento com ou sem doação, é a possibilidade de acompanhar toda a gestação do filho. É preciso ter em mente que aquele bebê jamais será um "estranho" na família, como pensam a maioria antes do processo de aceitação. A troca emocional positiva entre a mãe e o bebê, acompanhada e reforçada pelo pai, trará a real diferença para o desenvolvimento emocional da criança.

Quando um casal me procura para discutir se é melhor continuar o tratamento, caso seja obrigatória a doação de material, ou adotar um bebê, costumo convidá-los a uma reflexão discutindo o que é melhor para eles ou para o benefício emocional futuro da família. Nestas horas, não posso deixar de levá-los a reflexões sobre a vida, sobre si mesmos e sua percepção do mundo em que estão inseridos. É preciso abrir o leque de visão para compreenderem a complexidade do momento que estão vivendo e abstrair de dentro de si mesmos a escolha.

Todos os questionamentos na área da reprodução assistida, desde o sigilo do próprio tratamento, a doação de material genético, até os casos menos comuns como útero de substituição, deve ter um direcionamento para verdade. É claro que sempre no momento correto da maturidade emocional dos seres envolvidos. "AFINAL DE CONTAS QUE CEGONHA É ESSA?, é um exemplo de literatura, que de forma lúdica ajuda pais com dificuldades de falarem aos filhos sobre Reprodução Assistida.

Sob este olhar, acredito que é possível que todos os casais envolvidos no desejo de ter seus filhos, possam encontrar seus limites, nomear seu desejo, sabendo esperar a gravidez de forma mais harmoniosa e com a menor ansiedade possível.

## CONSIDERAÇÕES FINAIS OBSERVADAS NO CONTEXTO DO TRATAMENTO DE INFERTILIDADE

- Negação ("Comigo não!");
- Raiva ("Por que eu?");
- Barganha e culpa ("Sim, eu, mas e se eu...");

- Depressão ("Sim, eu, mas...");
- Luto e aceitação ("Sim, comigo, e posso aceitá-lo").

## Negação

À medida que a realidade da infertilidade começa a emergir, os sentimentos da maioria das pessoas se aprofundam, e a surpresa transitória cede lugar à negação. "Isso não pode estar acontecendo comigo – conosco"! É como muitos casais que lidam com a infertilidade descrevem a sua reação inicial. E, logo atrás do "Comigo não!".

## Raiva

Em algum ponto a negação se torna uma fuga da realidade. Em algum momento, os casais têm de enfrentar o fato de que não foram capazes de engravidar ou de que não foram capazes de levar uma gravidez à diante. Para muitas pessoas, esse é o ponto em que a raiva substitui a negação. A raiva pode ser dirigida contra a própria pessoa ou contra o corpo, contra Deus, contra as amigas com filhos, contra as gestantes que sequer você conhece, ou contra o companheiro.

## Barganha e culpa

A fase da barganha é uma das primeiras etapas rumo à solução para muitos casais inférteis. Admitem que sim, que são inférteis, e que não, não é o fim do mundo.

## Depressão

Para a maioria das pessoas, em algum momento da vida entre a raiva e a aceitação se encontra a depressão. A depressão normal costuma ser um precursor do luto, e os sentimentos legítimos de luto, quais sejam tristeza, a sensação de perda e o pesar, muitas vezes se acompanham de letargia. As pessoas que recebem um diagnóstico definitivo de infertilidade muitas vezes passam por breve período de depressão que descrevem como "sensação sombria"; a esse se segue o período de luto.

### Luto e aceitação

Em nossa cultura, o luto é normalmente vinculado ao sentimento de perda pela morte de uma pessoa. Mas os casais que são inférteis não têm por quem se lamentar. O seu luto e seu lamento são mais abstratos – o seu próprio potencial, os filhos que nunca terão, a experiência da gestação que nunca ocorrerá, o tipo de família que imaginavam ter, mas não terão. O choque, a descrença e o sofrimento real, todos dão lugar à recuperação, que leva à aceitação e à compreensão.

## Sobre o papel do psicólogo em um centro de fertilidade

O papel desse profissional implica na escuta, no acolhimento e, sobretudo, no trabalho sobre o elemento imprevisível da fecundidade humana, grande responsável e desencadeador dos desequilíbrios emocionais nos casais que se submetem ao tratamento.

O psicólogo deverá ajudar esse casal a se apresentar como sujeito ao longo do tratamento e a não se entregar inteiramente como corpo passivo à técnica. Deve contribuir com a escuta e com as suas intervenções para a elaboração da infertilidade/fertilidade. De forma mais precisa, ele deve ajudar o casal a se dar a chance de se tornarem mãe e pai.

# Índice Remissivo

# A

Abortamento de repetição, 46

Aderências pélvicas, 42, 107

Anovulação crônica e síndrome dos ovários policistícos, 115

   alterações no ambiente ovariano, 117

   defeitos de causa central, 115

   etiologia, 117

   sinais hormonais alterados, 116

   síndrome dos ovários policísticos, 118

     diagnóstico, 126

     fisiopatologia, 119

       alteração do metabolismo do cortisol, 120

       alterações genéticas, 121

       defeito na síntese de andrógenos, 120

       defeito neuroendócrino, 119

    hiperinsulinemia e resistência insulínica, 121
  quadro clínico, 123
    acanthosis nigricans, 125
    anovulação, 123
    hirsutismo, 124
    obesidade, 124
  repercussões clínicas, 125
  tratamento, 127

Apendicite aguda, 107

Aspectos emocionais do casal sem filhos – reprodução assistida, 181
  considerações finais observadas no contexto do tratamento de infertilidade, 196
    barganha e culpa, 197
    depressão, 197
    luto e aceitação, 198
    negação, 197
    raiva, 197
  perfil das mulheres assistidas junto ao serviço de psicologia, 181
  sobre o papel do psicólogo em um centro de fertilidade, 198

Astenospermia, 34

Atraso do desejo de gravidez e da idade de concepção, 7

Aumento do interesse entre as mulheres por educação avançada e investimento na carreira profissional, 6

Avaliação cervical de um casal
  espermograma, 84

    exame microscópico de corrimento cervical alterado (purulento), 84

    sorologia para chlamydia, ureaplasma, mycoplasma e neisseria, 84

Avaliação ovariana, 39

    avaliação da reserva folicular, 39

    imagens, 39

      císticas, 39

      complexas, 39

    ovários policísticos, 39

Avaliação pélvica, 39

    hidrossalpinge, 39

    tumores pélvicos, 39

Avaliação uterina, 38

    alterações anatômicas, 39

    avaliação endometrial, 38

    miomas, 39

    pólipos endometriais, 39

    sinéquia, 39

Azoospermia, 33

# C

Câncer de endométrio e suspeita de neoplasia cervical, 42

Casamento mais tardio e aumento do número de divórcios, 6

Cisto ovariano, 107

Colite, 107

Congestão pélvica, 107

Controle de procedimentos cirúrgicos da cavidade uterina, 46

# D

Definições
    astenozoospermia, 63
    oligozoospermia, 63
    teratozoospermia, 63

Dificuldade no coito, 34

Diminuição do tamanho das famílias, 7

Doença inflamatória pélvica, 42, 107

Doenças
    ovariana, 45
    tubária, 45
    tubo-ovariana, 45
    uterina, 45

# E

Endometriose, 103
    classificação, 107
    diagnóstico, 105
        CA125, 106
        clínico, 105
        diferencial, 107

    laparoscopia, 106
    ressonância magnética, 106
    ultrassonografia, 105
  etiologia, 103
  recorrência, 114
  tratamento, 107
    farmacológico, 107
      análogos do GnRH, 110
      danazol, 107
      dienogeste, 110
      gestrinona, 109
      progesterona, 108
      técnicas de reprodução assistida, 111
    tratamentos
      cirúrgico, 112
      combinado, 113
      expectante, 113
Endometriose, 41
Epidemiologia e definições, 1
  definição, 3
    infertilidade e idade, 4
  epidemiologia, 5
  fatores de risco, 7
    álcool e drogas ilícitas, 9
    fumo, 8

peso, 7
Esteroidogênese, 25
  na fase lútea, 29
Estudos
  de malformações, 46
  do canal cervical, 46
  e tratamento de sinéquias uterinas, 46

# F

Fator tubáreo, 95
  cirurgia tubárea versus técnicas de reprodução assistida, 99
  hidrolaparoscopia transvaginal (fertiloscopia), 98
  histerossalpingografia, 96
  histerossonografia, 97
  laparoscopia, 97
  teste de anticorpos para Chlamydia, 98
Fator uterino, 83
  alterações da cavidade endometrial, 85
    avaliação anatômica da cavidade, 85
    histeroscopia, 89
      endometrite crônica, 93
      leiomiomas uterinos, 90
      malformações congênitas, 89
      pólipos endometriais, 93
      síndrome de Asherman, 92

    histerossalpingografia, 86

    ultrassonografia transvaginal e histerossonografia, 87

  fator cervical, 83

    teste pós-coito (teste de sims-Hühner), 83

Fatores prognósticos

  duração da infertilidade, 56

  idade e padrão de fertilidade da parceira, 56

  infertilidade primária ou secundária, 56

  resultados da análise seminal, 56

Fístulas, 41

Foliculogenese e esteroidogenese, 11

  esteroidogênese, 23

    esteroidogênese no córtex da suprarrenal, 26

    esteroidogênese ovariana, 27

      na fase folicular, 27

      na fase lútea, 28

    etapas da esteroidogênese, 23

    mecanismo geral de estímulo da esteroidogênese, 24

    metabolismo dos hormônios esteroides, 30

    vias intracelulares da esteroidogênese, 26

  foliculogênese, 11

    folículo antral, 16

      sistema duas células – duas gonadotrofinas, 17

    folículo dominante e pré-ovulatório, 19

      inibina, ativina e folistatina, 21

folículo pré-antral, 15
folículo primário, 14
folículo primordial, 12
FSH
  alto, 36
  baixo, 36

# G

Gestação ectópica, 107

# H

Hidrossalpinge, 41
Hiperprolactinemia, 143
  causas de hiperprolactinemia, 148
    causas fisiológicas, 148
    outras causas, 152
    outros tumores cerebrais, 151
    prolactinomas, 150
    uso de fármacos, 148
  controle porta-hipofisário da secreção de prolactina, 144
  diagnóstico, 153
    achados laboratoriais, 153
    exames de imagem, 154
  molécula de prolactina, 143
  quadro clínico, 147

tratamento, 154

Hipogonadismo

primário, 76

secundário, 77

História de reação alérgica ao contraste, 42

# I

Indução da ovulação, 129

  agentes sensibilizadores da insulina, 134

  agonistas da dopamina, 135

  análogos do GnRH, 139

  citrato de clomifeno, 130

  GnRH pulsátil, 140

    tratamento cirúrgico, 141

  gonadotrofinas humanas (menotropinas), 136

  hormônio folículo estimulante (FSH), 139

  inibidores da aromatase, 135

Infecções genitais ativas, 42

Infertilidade por fator masculino, 53

  azoospermia, 72

  exame físico, 60

  fatores etiológicos, 67

    deficiência testicular/falência espermatogênica, 67

    doenças genéticas, 69

      anormalidades cromossômicas, 71

microdeleções do cromossomo Y, 71

mutações no gene da fibrose cística, 70

hipogonadismo, 76

história, 56

infecção de glândulas sexuais acessórias, 77

introdução, 53

investigação laboratorial, 61

  análise seminal, 62

  análise urinária pós-ejaculatória, 64

  anticorpos antiespermatozoides, 67

  avaliação hormonal, 63

  espécies reativas de oxigênio, 66

  leucócitos seminais, 66

  screening genético, 64

  testes de integridade do DNA espermático, 65

  testes de viabilidade espermática, 67

  ultrassonografia, 65

    escrotal, 65

    transretal, 65

métodos de seleção espermática, 80

reversão de vasectomia, 79

tumores de células germinativas e microcalcificação testicular, 77

varicocele, 73

Infertilidade sem causa aparente, 173

tratamento, 175
- estimulação ovariana com coito programado, 176
- inseminação intrauterina, 178
- técnicas de reprodução assistida, 179

## L

Liberação de aderências, 45

## M

Malformações uterinas, 41

## O

Objetivos da avaliação masculina
- anormalidades genéticas e cromossômicas, 55
- condições
  - irreversíveis, 54, 55
  - potencialmente reversíveis, 54
- patologias médicas associadas à infertilidade, 55

Obstrução tubária, 41

Oligospermia, 34

## P

Perda gestacional de repetição, 159
- acompanhamento pós-concepcional, 168

avaliação laboratorial, 167
  etiologia, 159
    anormalidades anatômicas, 163
    anormalidades endócrinas, 165
    fatores genéticos, 161
    fatores imunológicos, 166
    infecções, 166
    trombofilias, 163
  prognóstico, 171
  tratamento, 169
Perfil hormonal e diagnóstico clínico, 63
Pólipos e miomas submucosos, 41
Principais fatores de infertilidade, 53, 55
Propedêutica básica em infertilidade, 33
  fator feminino, 35
    avaliação da ovulação, 35
      avaliação do muco cervical, 36
      avaliação hormonal, 36
      curva de temperatura corporal basal, 35
      dopplerfluxometria, 40
      ultrassonografia, 37
        avaliação ovariana, 40
        avaliação uterina, 40
        gravidez ectópica, 40
    avaliação do fator tubáreo, 41

    histerossalpingografia, 41
        complicações, 42
        contraindicações, 42
      histerossonossalpingografia, 42
      laparoscopia, 43
    avaliação do fator uterino, 45
      histeroscopia, 45
        complicações, 47
        contraindicações, 46
    outros, 47
      análise seriada do muco cervical, 47
        escore cervical, 48
      biópsia endometrial, 50
      teste pós-coito (sims-huhner), 48
  fator masculino, 33
    espermograma, 34
      avaliação do espermatozoide, 35
      avaliação física do esperma, 34

# R

Referências OMS para análise seminal – limites inferiores, 62
Resultados de teste
  deficiente, 49
  inadequado, 49
  negativo, 49
  positivo, 50

## S

Sentimentos mais comuns experimentados pelos casais em tratamento, 184

Septo, 41

Sinéquias uterinas, 41

Sistema de duas células, 29

Suspeita de gestação, 42

## T

Teratospermia, 34

Tuberculose
- endometrial, 41
- tubária, 41